Jordania y los Camellos Pícaros

Escrito y ilustrado por PJ Langhoff

Una Gracias Especiales a:
La Familia Joseph Jemsek y Elizabeth Ballas
Nancy Mackay
Turn the Corner Foundation
The Sunbear Squad
St. Philip Neri Diocese
Traducción por Kay Poppe

Impresado en los Estados Unidos Americanos

Por Querida Jordania,

Tú eres la chica más atrevida quien te conocemos y te amos.

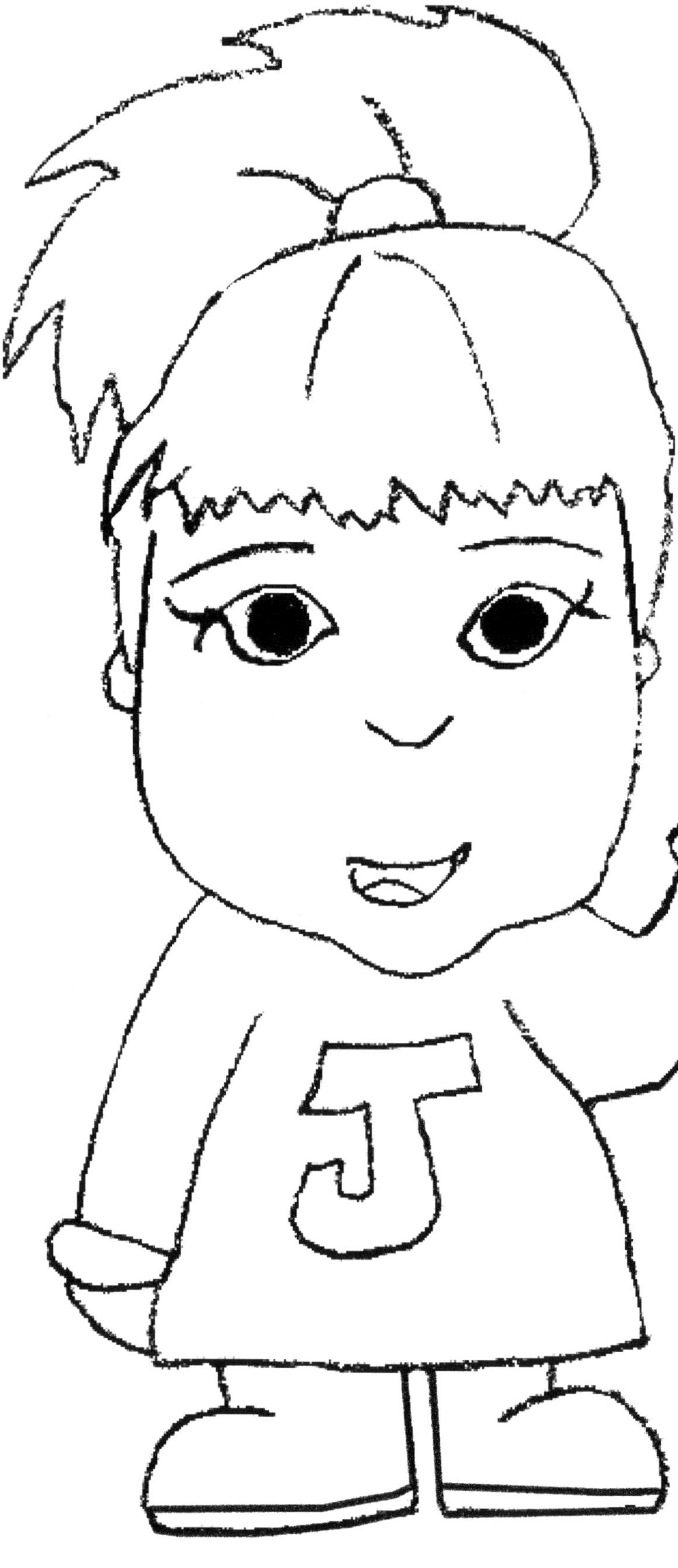

¡Hola!

Me llamo Jordania y tengo cinco años. Tengo dos hermanos mayores, Juan y Jaíme, y una hermana mayor quien se llama Juana.

Juana le gusta arreglar mi pelo así yo aparezco muy bonita.

Juan y yo nos gusta a pasar tiempo juntos.

Siempre me gusta abrazar, a menos que estoy jugando videojuegos.

Me encanta a dibujar, y cuando hace bien tiempo, me gusta nadar, pero también me gusta inventar las canciónes y imaginar.

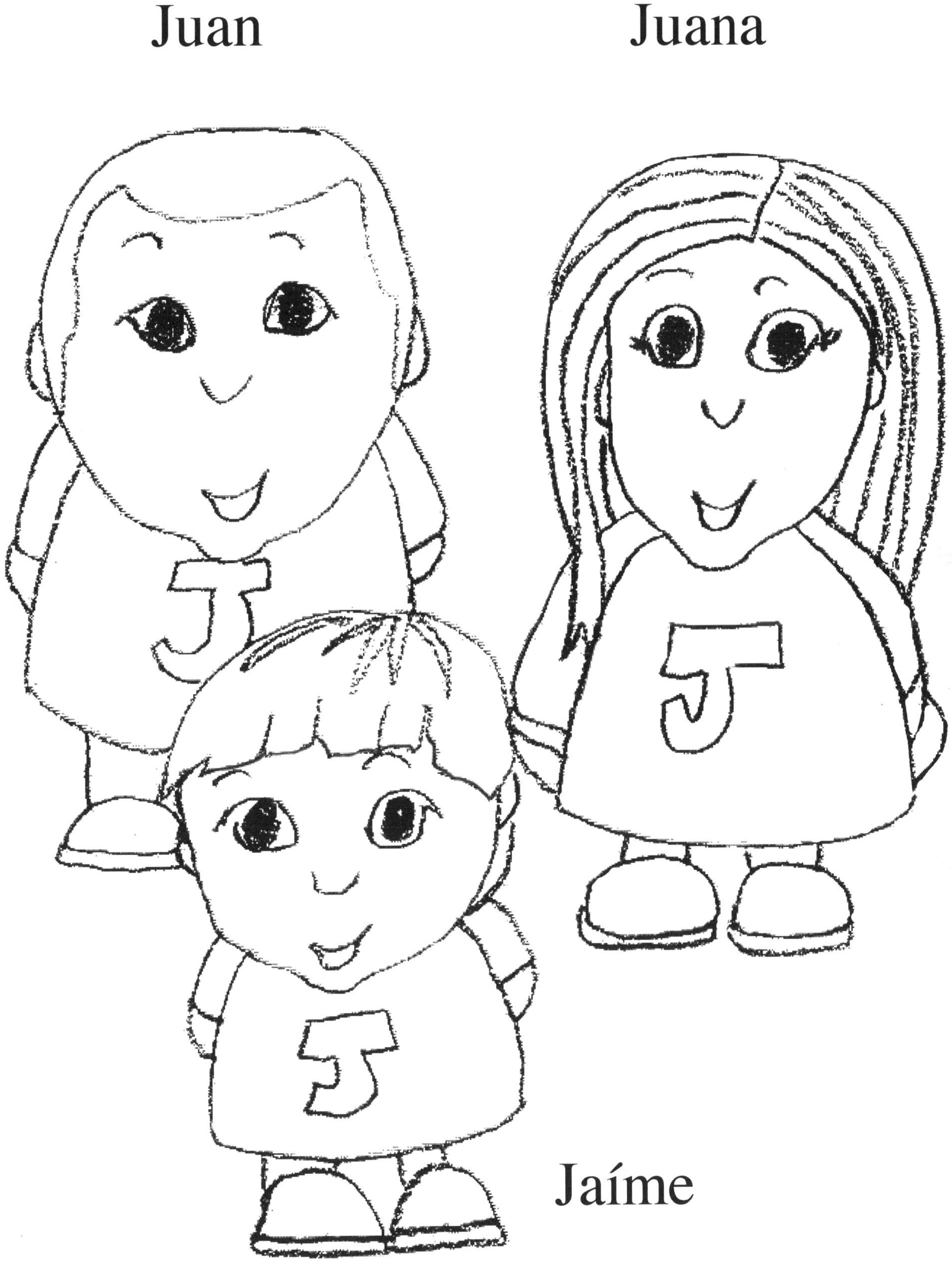

Estes son mis dos hermanos mayores
y mi hermana mayor.

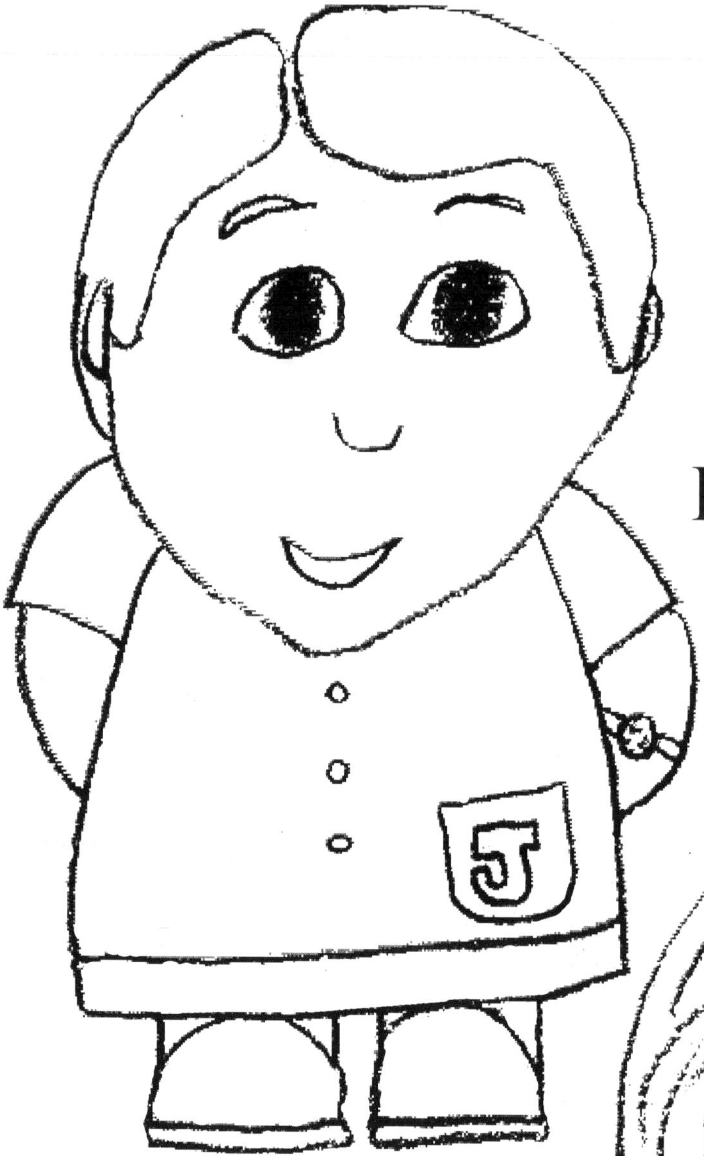

Papí

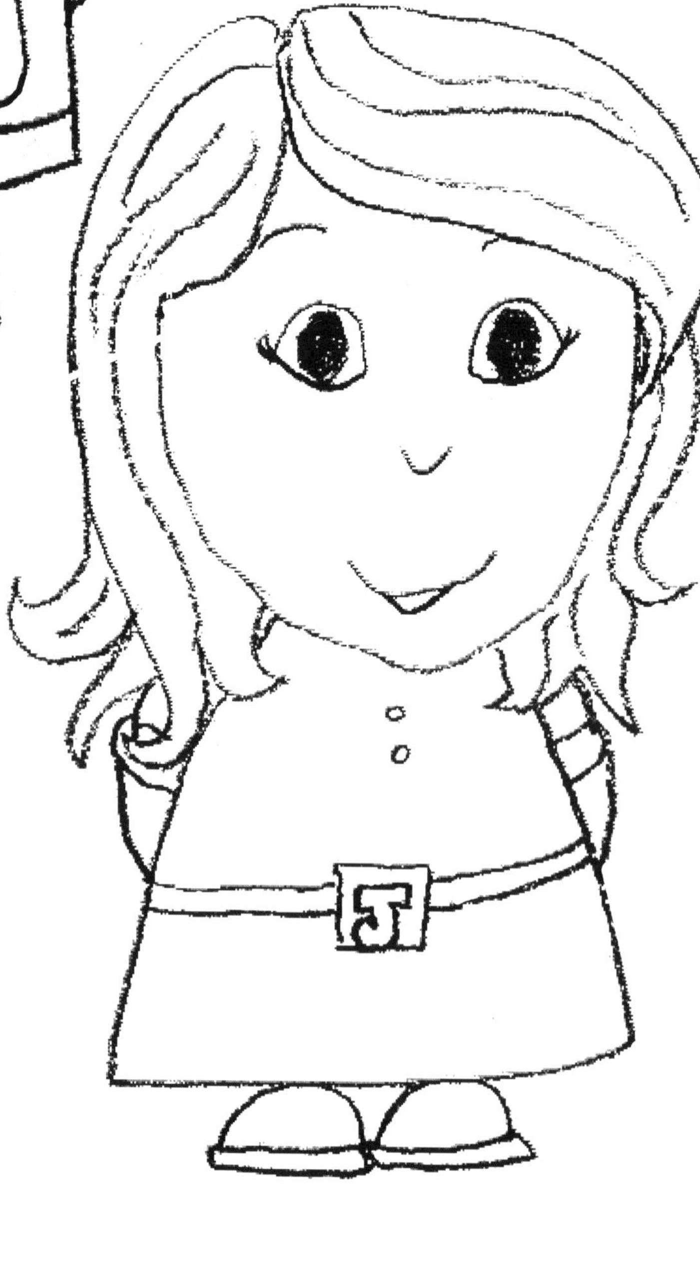

Mamí

Aquí son mi Papí
y mi Mamí.

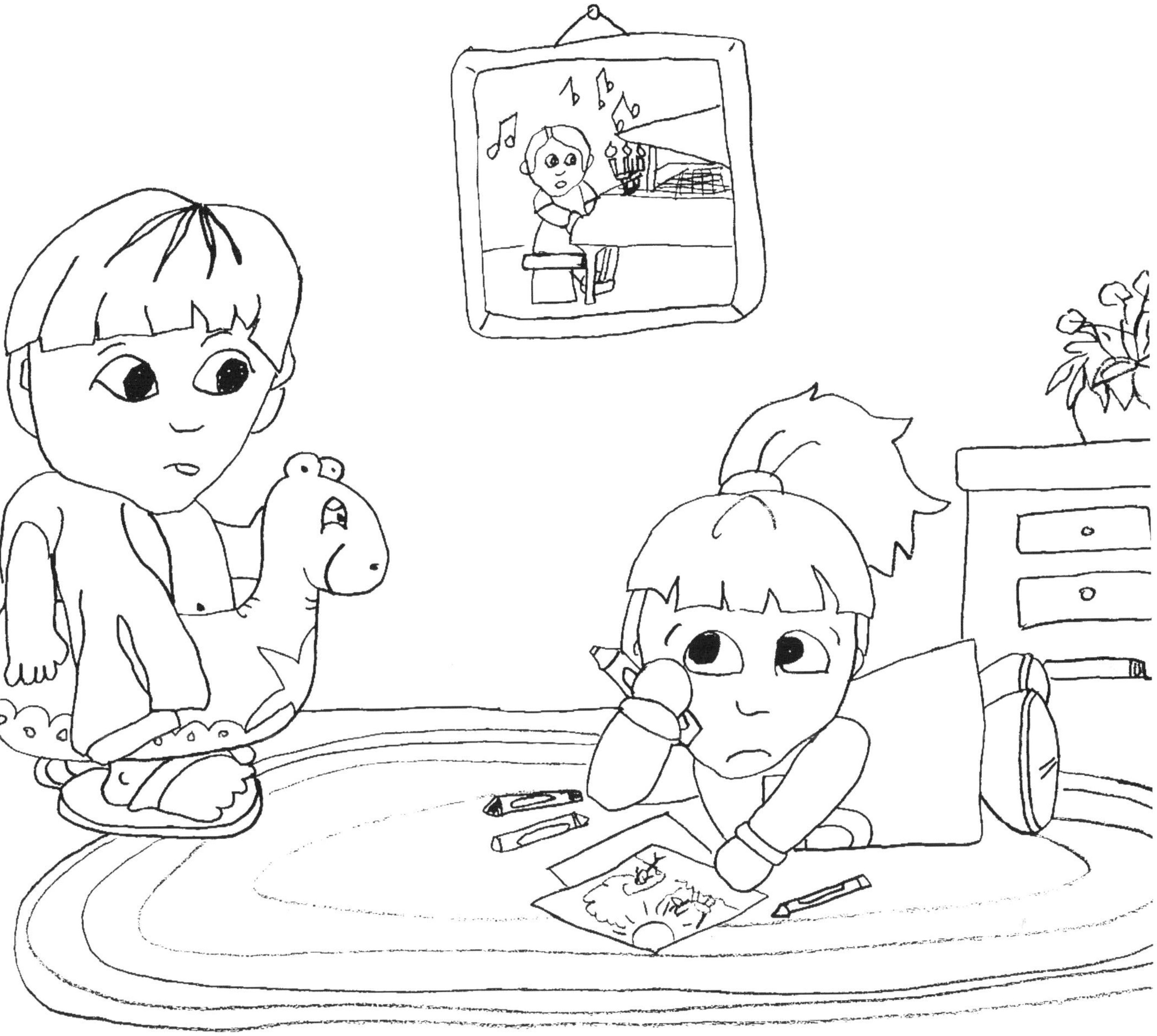

Un día, me sentía muy cansada. Mis brazos tenían contusiones y no podría respirar bien cuando corría.

Al principio imaginaba que he trepado una montaña grande. Pero entonces, no era divertido porque yo estaba bastante más cansada.

Mi hermano Jaíme quería que voy a nadar con él. Pero no me sentaba bastante bien a ir. En lugar de este, quería a quedar en casa y dibujar. En mi pictura, dibujé una pictura del desierto porque me sentía bastante más caliente.

Comencé a dibujar un camello y le pregunté a mi Mamí si debían tener uno chepa o dos. Mamí vino más cerca de mí y notaba que no me sentía bien.

Ella le sentía mi frente y me dijo que mi cara aparecía roja. Entonces, ella tomó mi temperatura y dijo que yo tenía una fiebre. Una fiebre es cuando tu cuerpo hace mucho calor y sus partes interiores sentían más caliente que normal para combatir los gérmenes malos que te hacen enfermo.

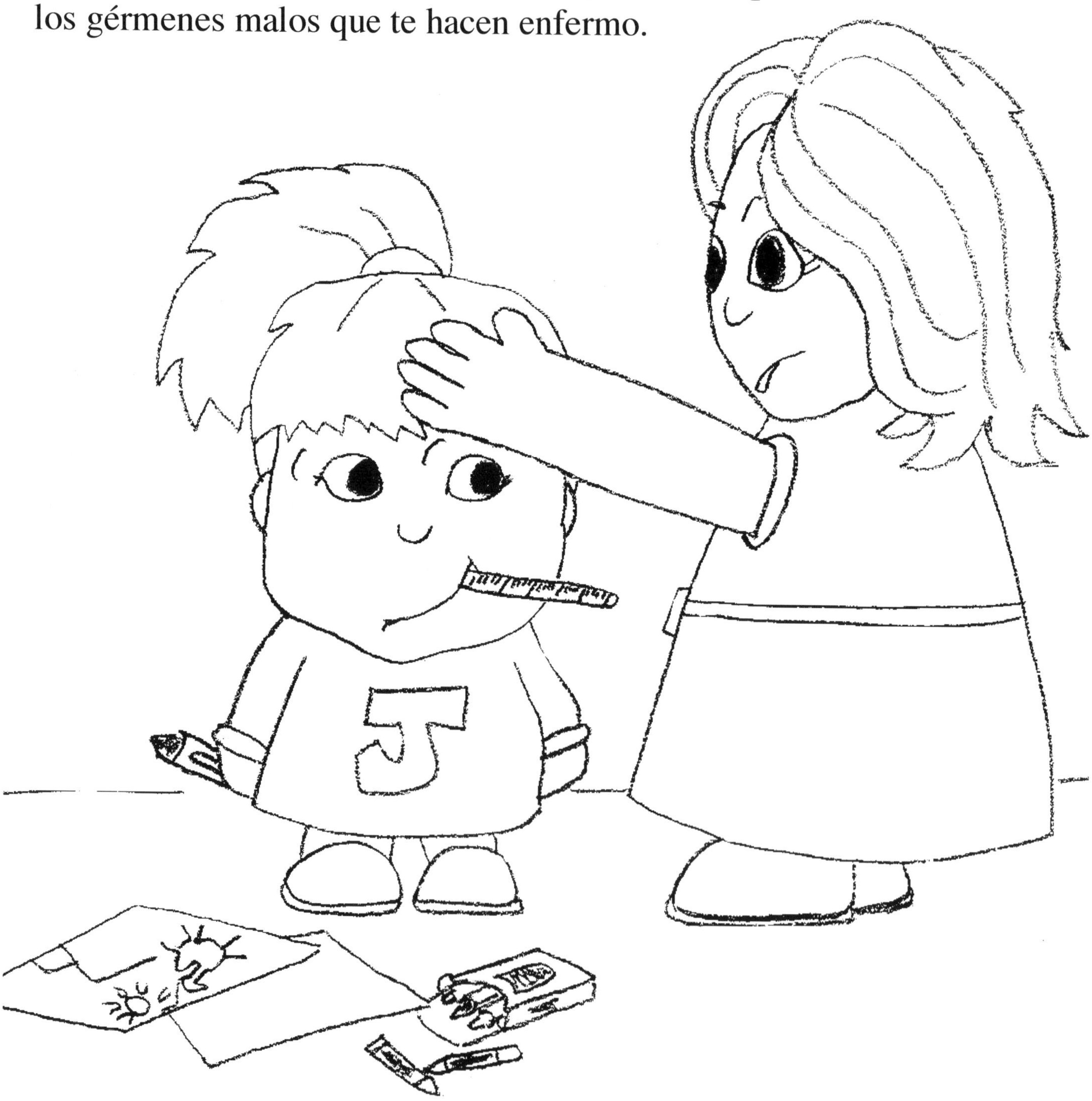

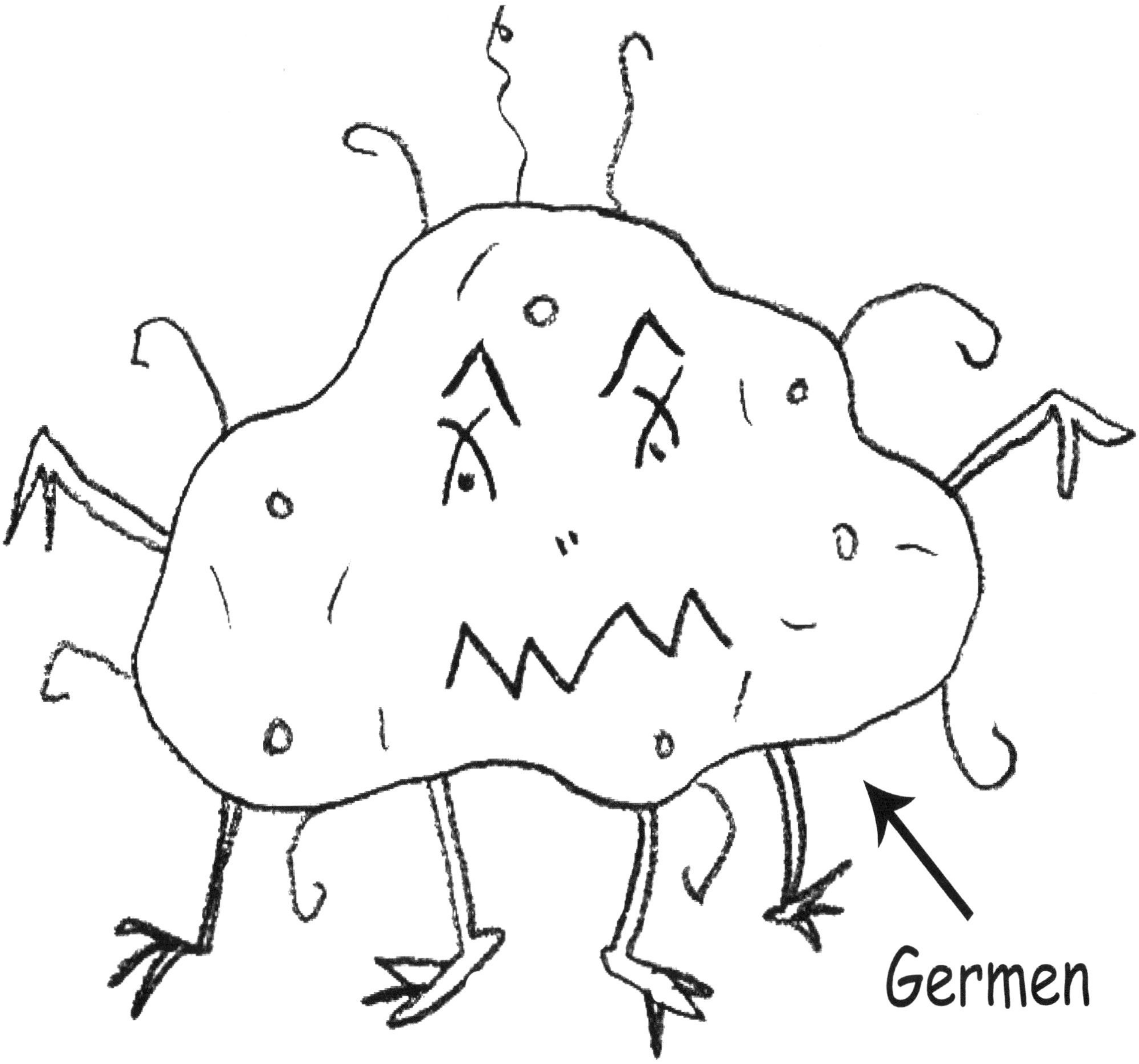

Aquí está una pictura de un germen.
No parecen simpáticos a mí.

Mamí me envió a la cama a descansar.
Tomé mi papel y mis crayones conmigo así podría completar mi dibuja.

Pero me acosté imediatamente porque estaba bastaste más cansada.

Mi Papí es doctor, y él sabía que yo estaba muy enferma. Mamí y Papí y mis hermanos y mi hermana me llevaron al hospital así podría estar bien. Estaba un poco asustada, pero no mucho porque estoy muy atrevida.

Mamí y Papí me permitieron a tomar algunas de mis juguetes por mi estancia del hospital. También tomé mis papeles por dibujando y mis crayones, y mi videojuego porque es divertido. Los doctores dijieron que yo necesitaba quedar en el hospital por algún tiempo así podría estar más mejor.

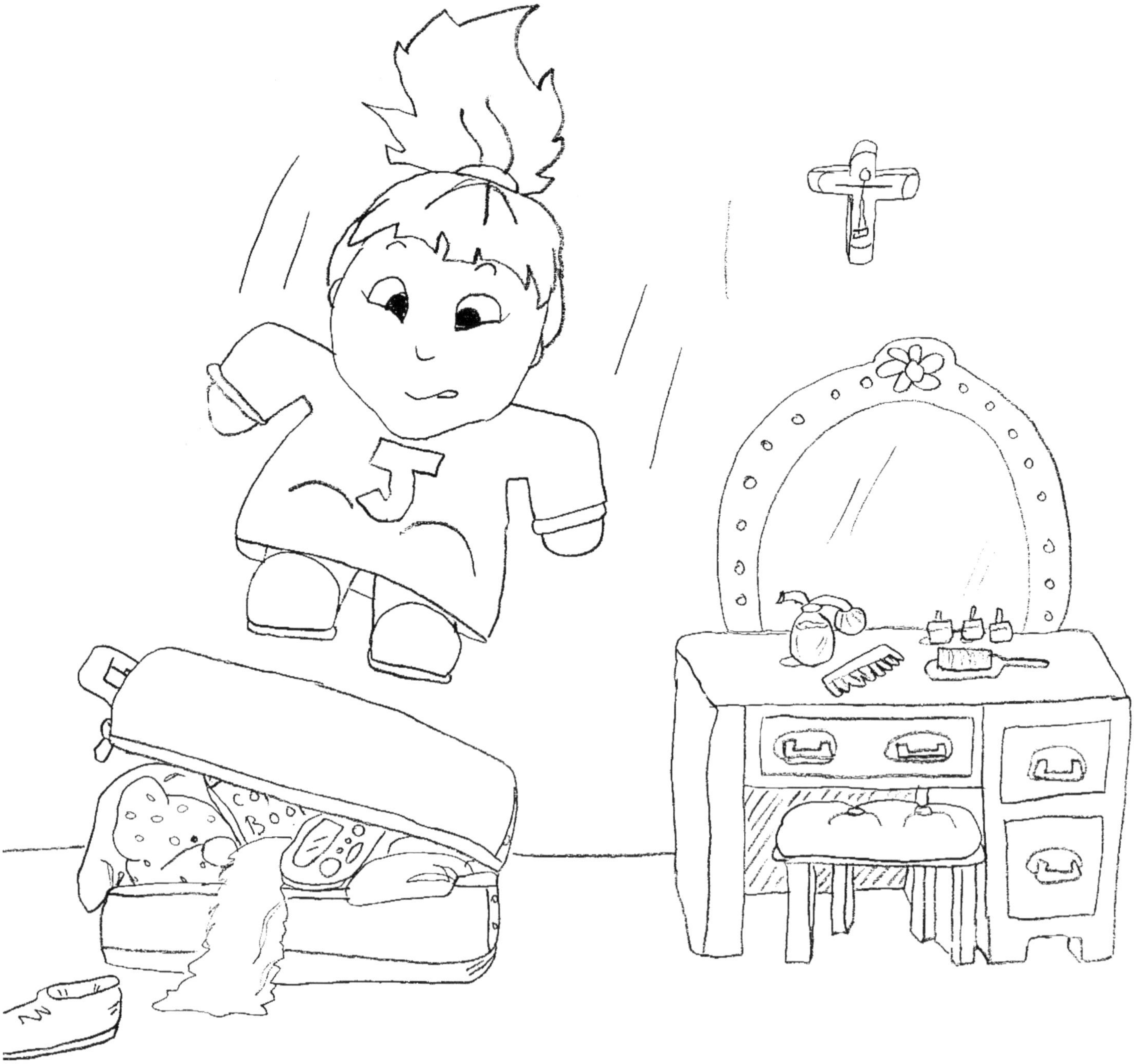

¿Para cuál son todos estos botones?

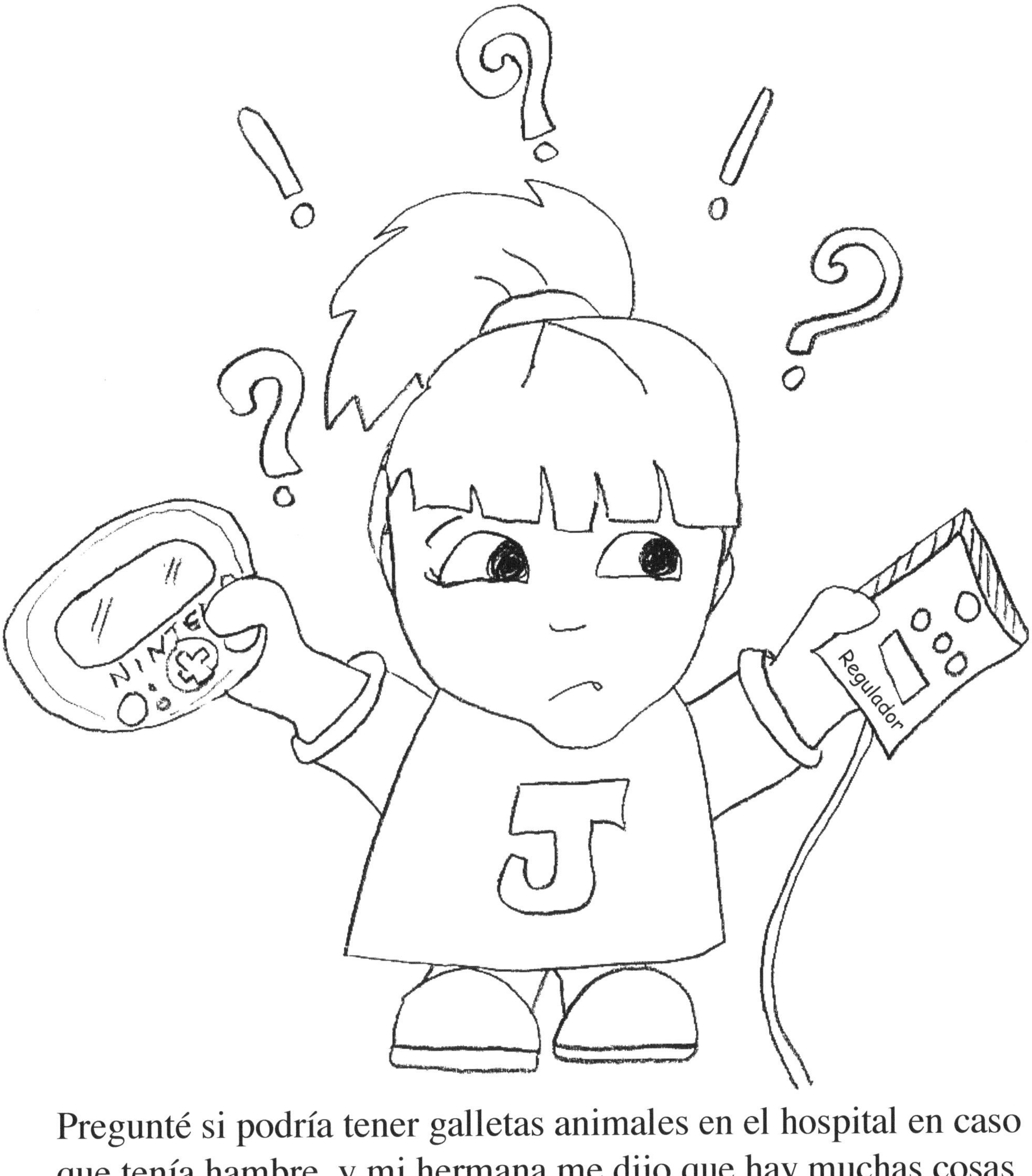

Pregunté si podría tener galletas animales en el hospital en caso que tenía hambre, y mi hermana me dijo que hay muchas cosas buenas a comer allí. Tengo mi dormitorio propio con una cama especial que parece un poquito como una casa. También tengo un regulador alejado así puedo ver las historietas siempre que quiero. ¡No puedo hacer este a casa!

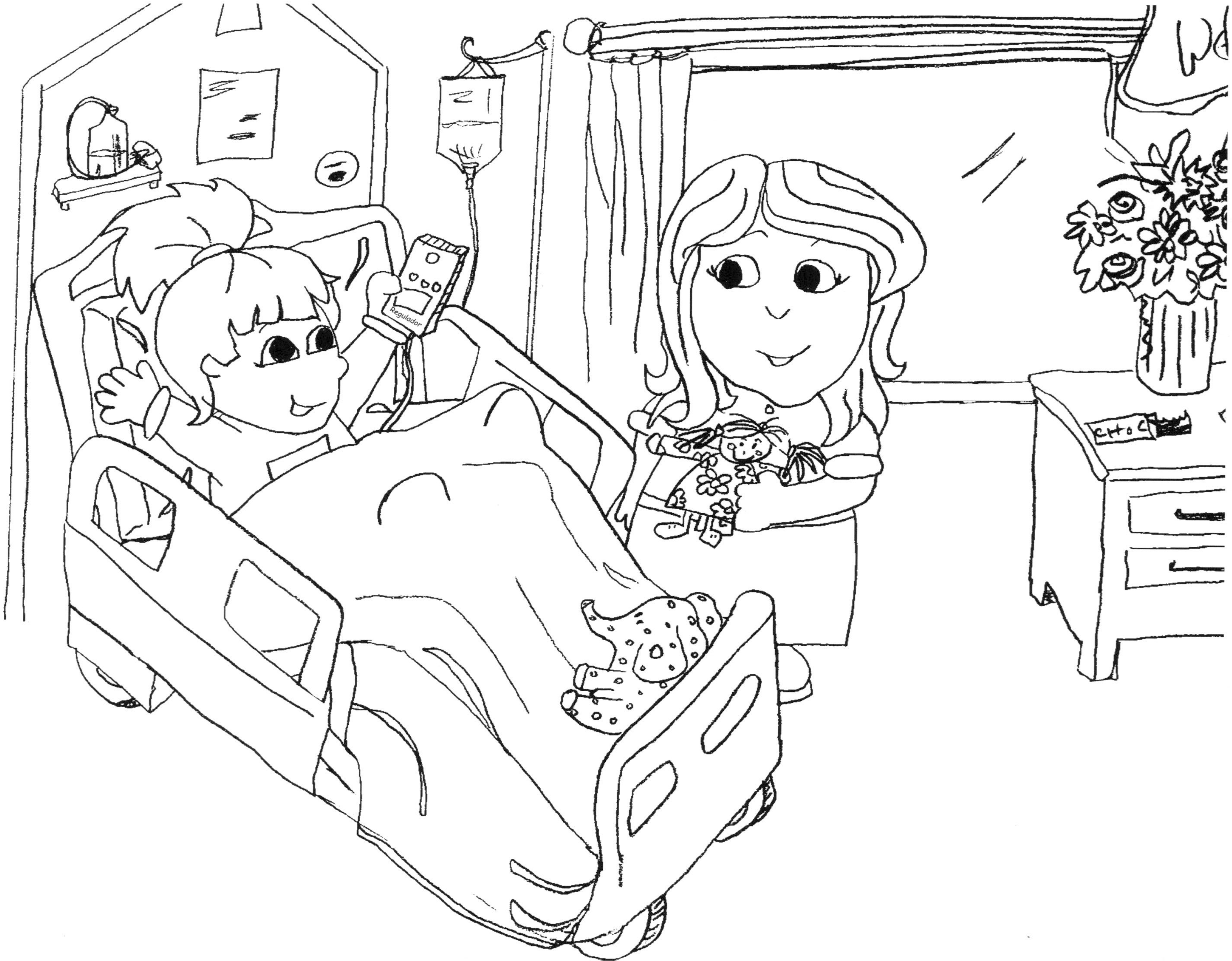
Regulador

Al principio, estaba preocupada con todos los botones al lado de la cama. Mamí me dijo que los botones en el regulador podría ser muy divertido, pero la cama y el regulador no son juguetes.

La cama tiene barras en los lados así no puedo caer. Me recuerda de los paseos del parque que visitan, mi familia que me gustaban mucho. Tal vez puedo imaginar que estoy en algunos de esos paseos.

Mi Mamí me demostró como hacer la tapa y la parte inferior a moverse arriba y abajo. Solo una vez, me permitó a mover la media de la cama arriba así tenía una chepa en la media. Reí en este.

Era divertida a sentir como este. Me sentía como estaba montando en camello en un safari del desierto.

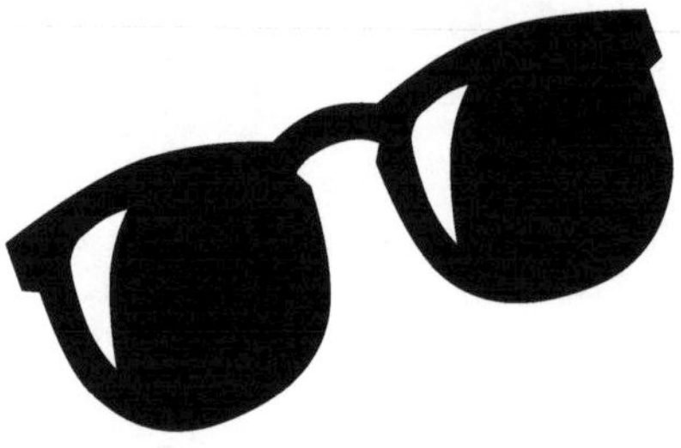

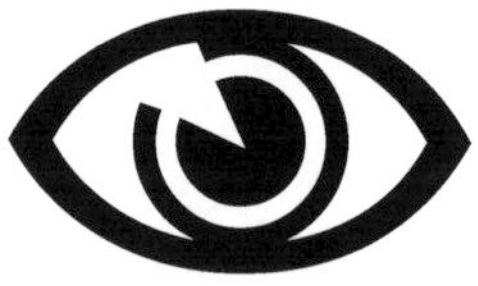

Papí me dijo que los doctores iban a mirar a las células en mi sangre porque mis células no se compórten bien. La mayoría de los niños tienen células muy simpáticas. Yo las tenía también. Pero recientemente mis células han decido a ser muy pícaras y me hacieron muy enferma. No me gustan nada las células pícaras.

Los doctores van a usar medicina especial a tratar a enceñar a las células pícaras como se portan bien. Ojalá que los doctores las mandan a la esquina para un tiempo. Papí dice que en una manera, eso es que van a tratar a hacer.

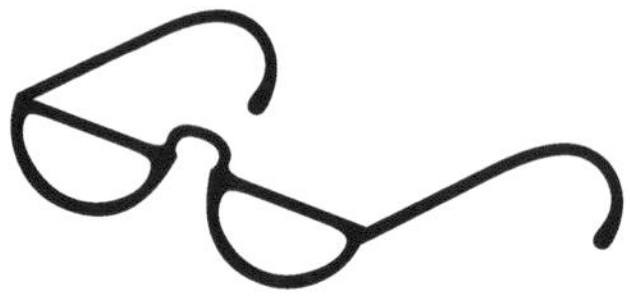

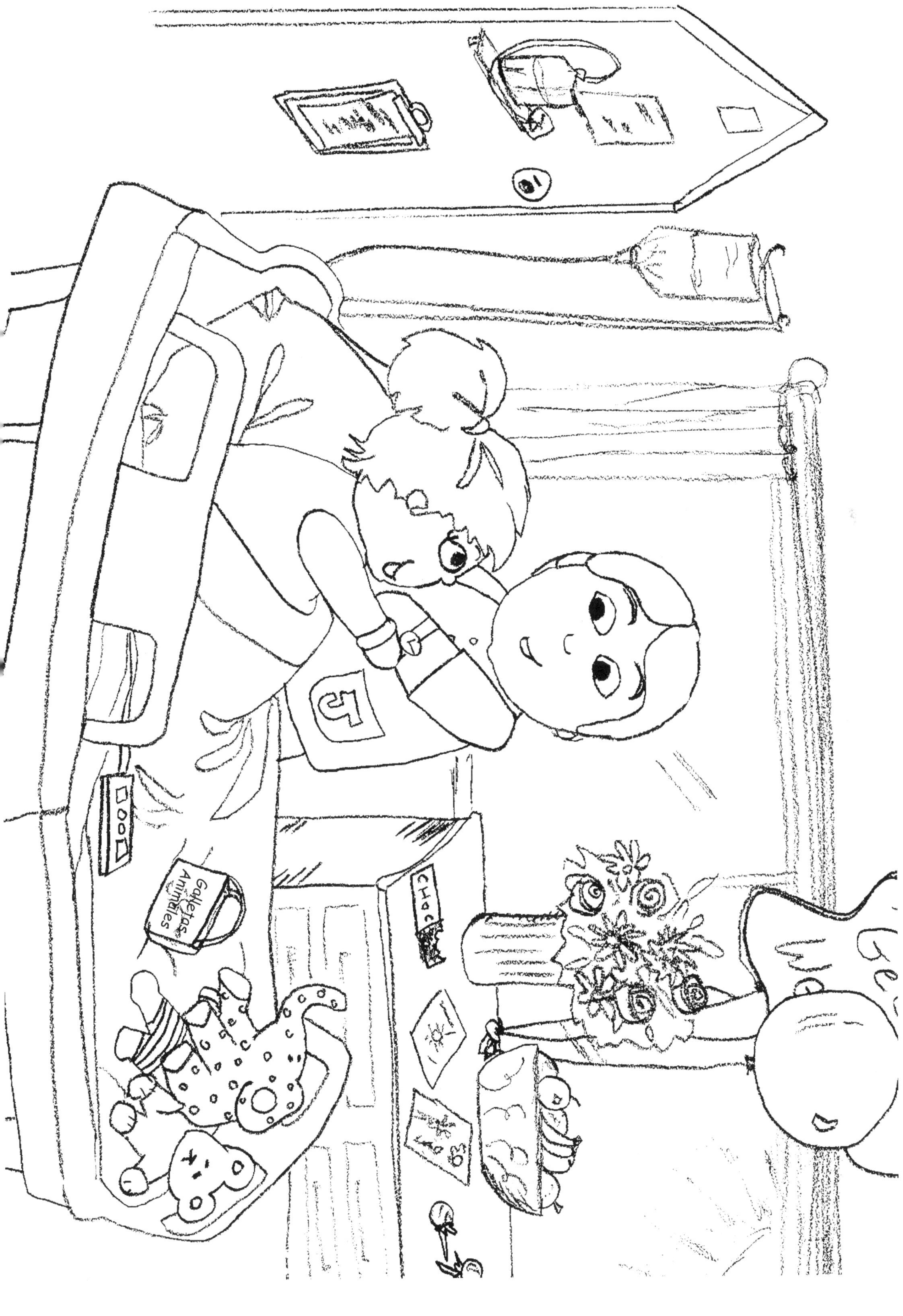
Galletas Animales
CHOC

Mi doctor dijo que la células pícaras estan causando una enfermedad que se llama “AML”. Es un nombre corto par decir Leucemia Meilogéno y Aguda. Algunas personas también se llama Leucemia Mieloide y Aguda.

No sé como escribir los nombres largos ahora. Pero puedo escribir los cortos, y este es bastante bueno.

Hay muchos nombres largos que los doctores usan cuando estamos enfermos. Es una cosa buena que hay nombres cortos también, porque los nombres largos son bastante más largo a escribir. Mamí me dijo que si dices la palabra “AM-L” en un manera exacta, ha sonida como la palabra “Camello”. Yo reí.

“AML” es un desorden de las células blancas de la sangre que tu cuerpo hace en sus huesos. Ví un hueso de un perro, pero nunca he visto mis huesos propios. Mis huesos estan en el interior de mi cuerpo y me ayudan a correr y jugar.

Los huesos hacen buenas células de sangre así tú puedes crecer más alto y fuerte. Nuestros huesos crecen un poco cada día y hacen células nuevas cuando las viejas van a estar cansadas. Cuando las viejas van a estar cansadas, células especiales que tienen mucha hambre comen las cansadas así que ellas salíeron. Yo imagino que es como cuando yo como mis galletas animales y que causo que ellas salíeron. A veces, las cansadas no van a ser consumidas, y van a ser pícaras y corren alrededor de tu cuerpo y te hacen enferma. Este es que ocurre adentro de mí.

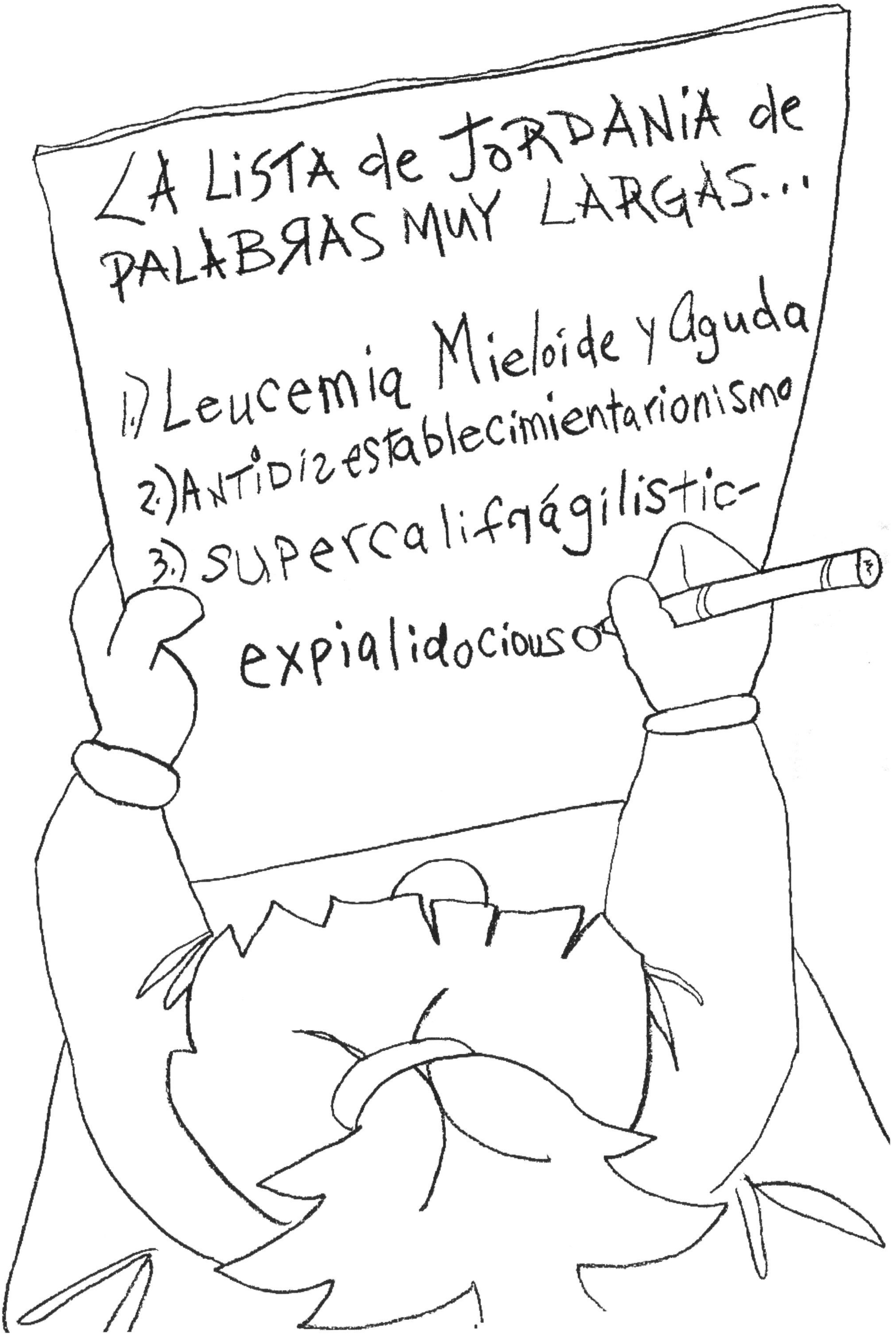
LA LISTA de JORDANIA de PALABRAS MUY LARGAS...
1.) Leucemia Mieloide y Aguda
2.) ANTIDIZestablecimientarionismo
3.) supercalifrágilistic-
expialidocious

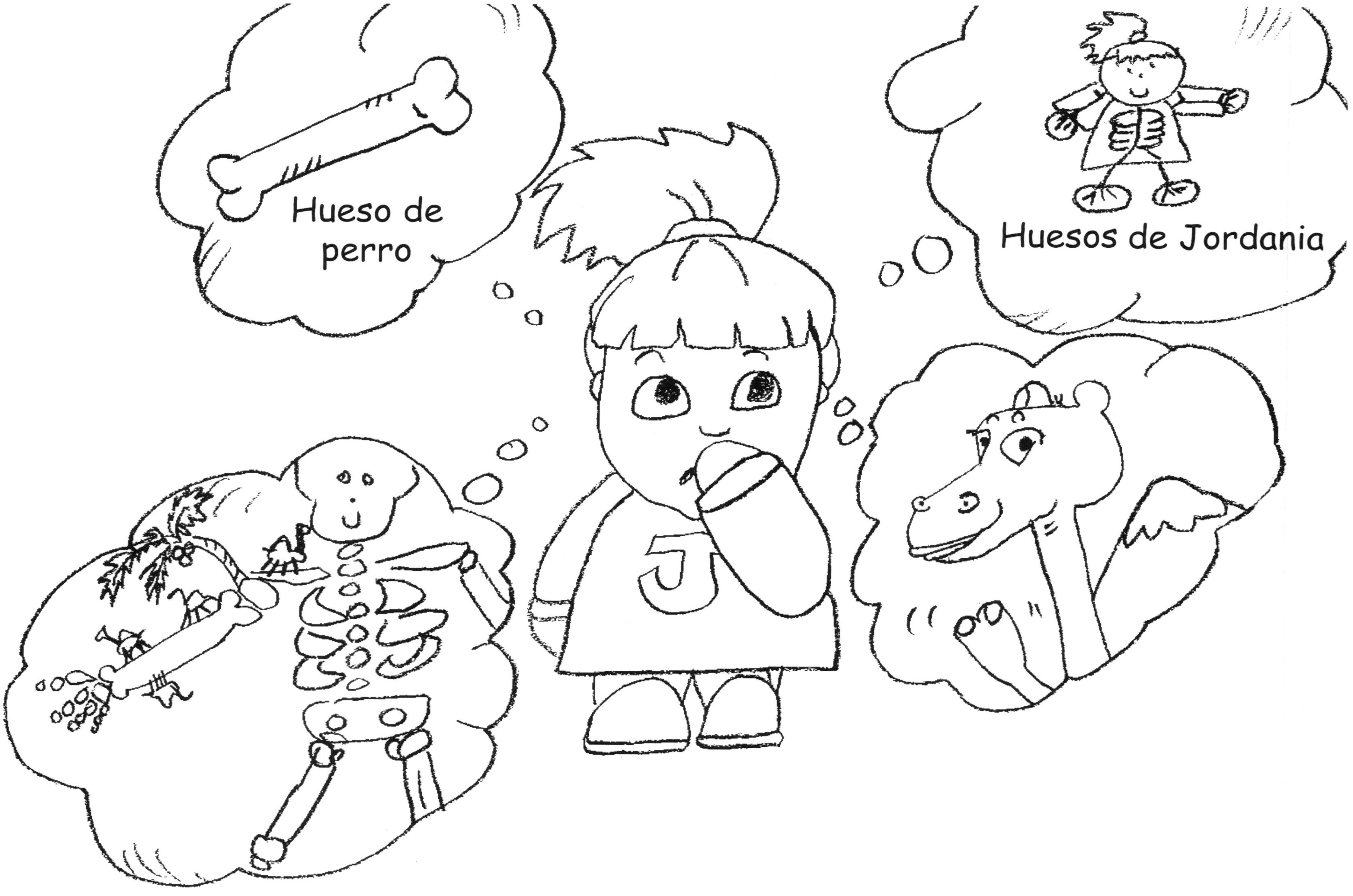
Hueso de perro
Huesos de Jordania

Cuando Papá me informá de las células pícaras, mi hermano Jaíme preguntá, "¿Cómo parecen?" Imaginamos que estaban en la misma forma de las galletas de camellos en la caja de las galletas animales. Pensando en este, yo reí.

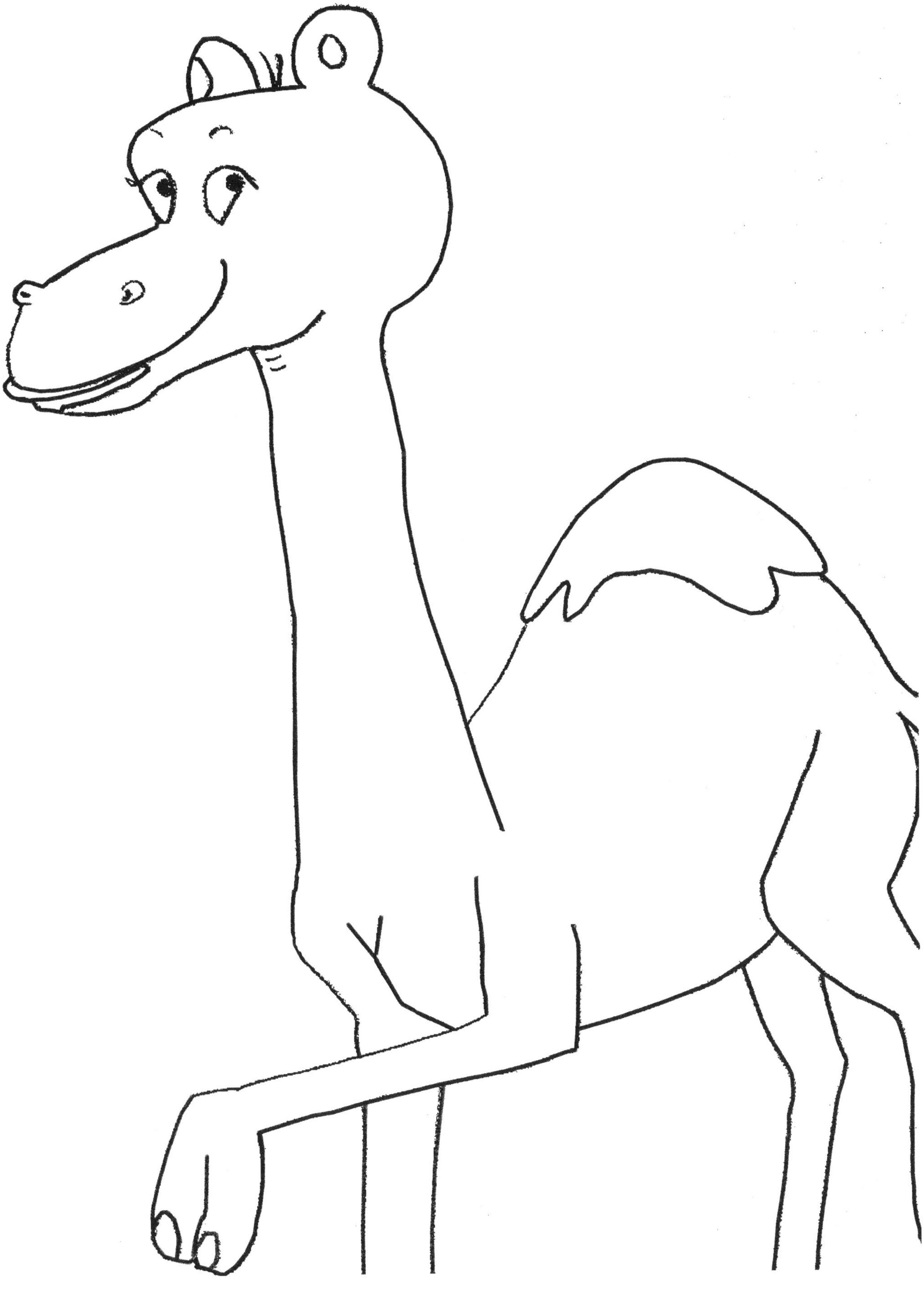

Así imaginabamos que yo tengo muchos camellos que viven adentro de mis huesos. Algunos de los pícaros escaparon de su granero adentro de mis huesos. Ahora, necesitamos cogerlos y los revolvemos al granero.

Adentro del granero de los huesos, los camellos necesitan a estar buenos. Sí no están buenos, algunos otros

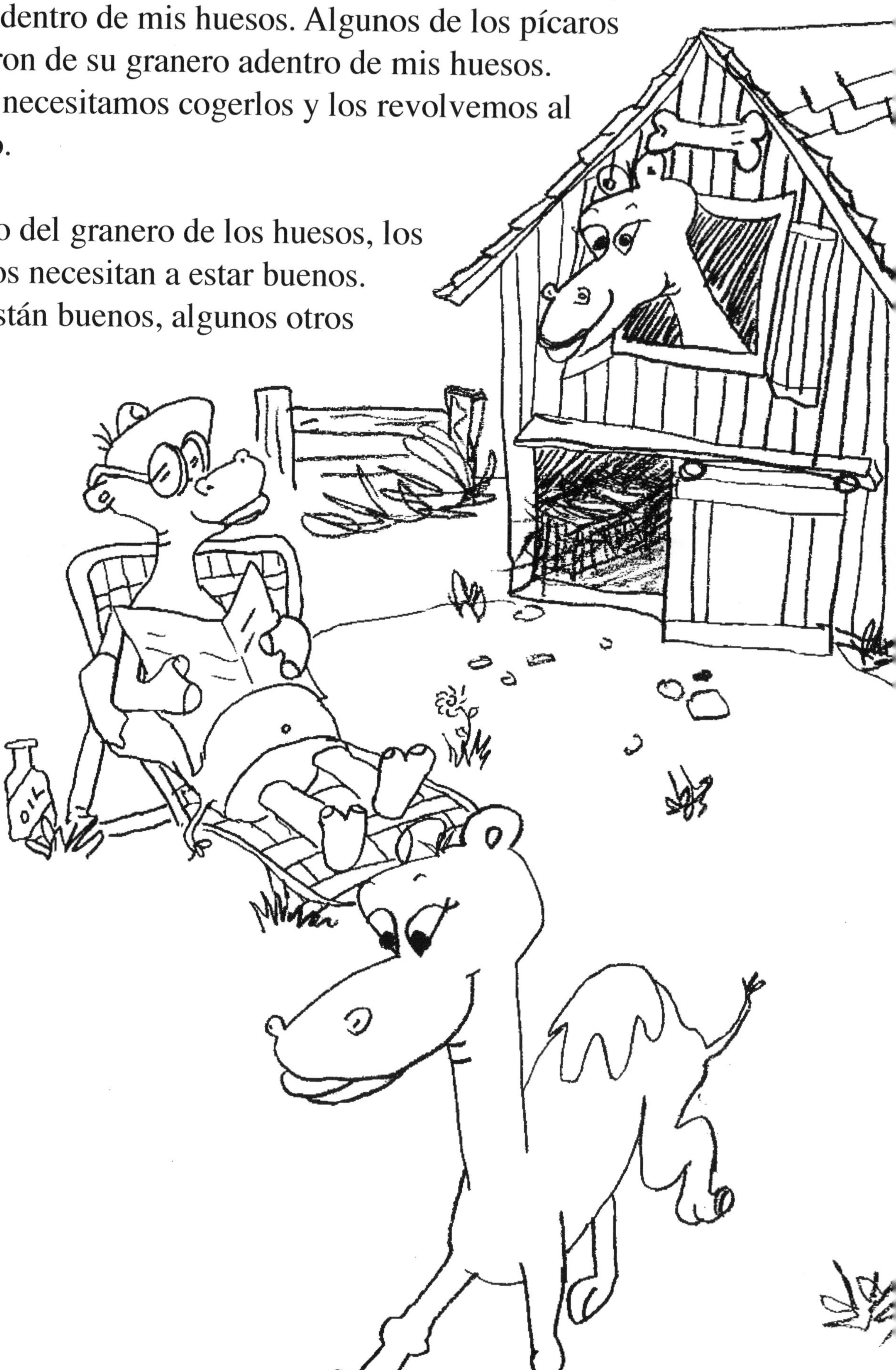

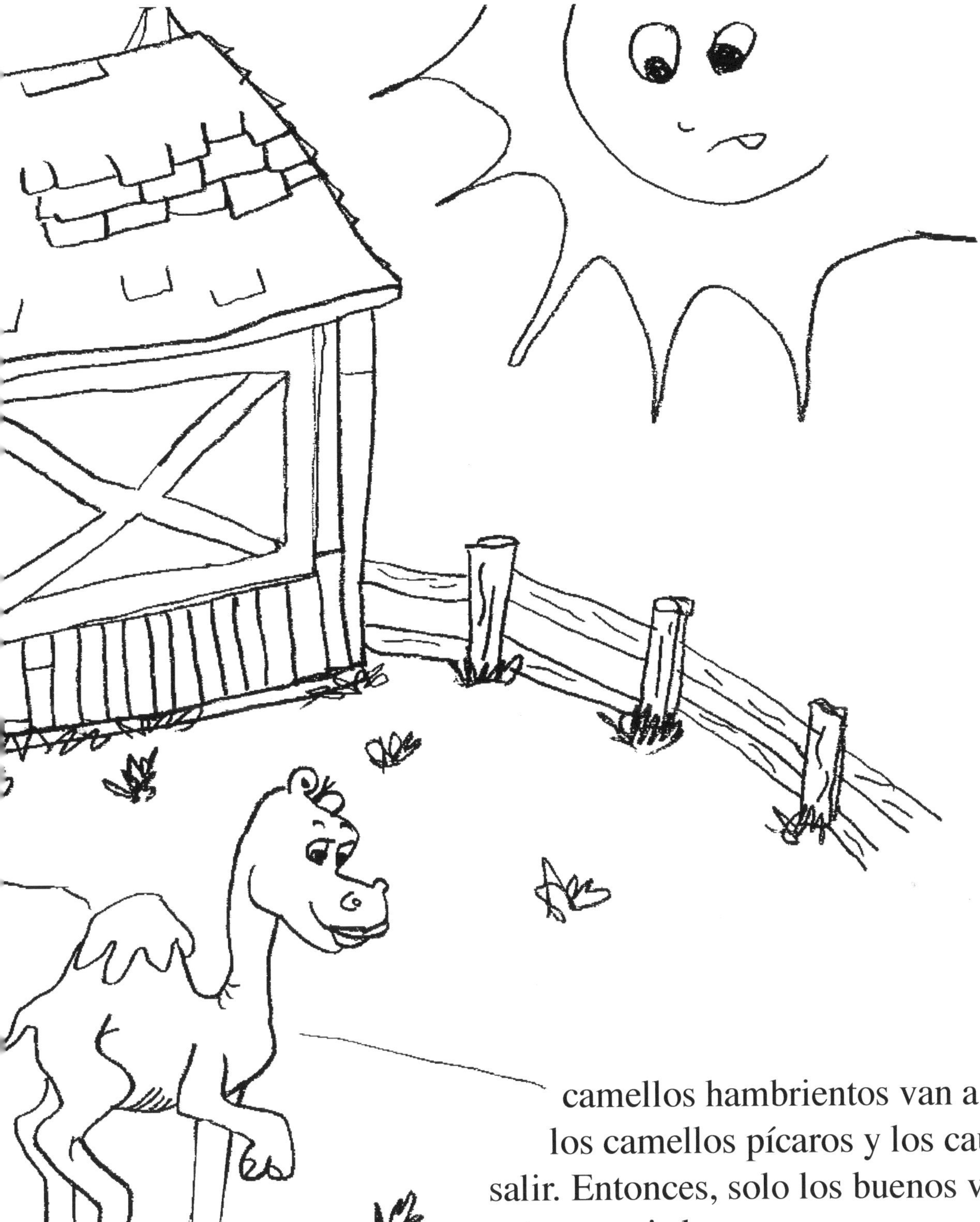

camellos hambrientos van a comer los camellos pícaros y los causan a salir. Entonces, solo los buenos van a estar en mis huesos.

Pero no les diga a los camellos pícaros que van a estar consumidos si no portan bien, o van a correr y esconder y tomamos mucho tiempo a buscarlos. Así como es, necesitamos trabajar bastante más, porque hay muchos camellos pícaros a coger.

En el hospital, tenía una operación así los doctores podrían poner una "puerta" pequeña en mi pecho. Es un lugar donde la medicina puede ir adentro de mi cuerpo así no me duele. No me siente la puerta, y le pusieron en una lugar donde tal vez puedo llevar una divisa, o donde pongo mi mano cuando digo el compromiso de la lealtad. Estaba dormiendo cuando los doctores le pusieron adentro de mí, y cuando me levanté, aquí estaba. No debo tocar la puerta y necesita quedar limpia así los germenes no pueden entrar en mi cuerpo. Va a estar sacada de mi cuerpo cuando no necesito todavía. Mi hermano Jaíme dice que una puerta es donde los barcos vienen del mar. Pero yo no pienso que los barcos pueden entrar en mi puerta. ¿Qué piensas tú?

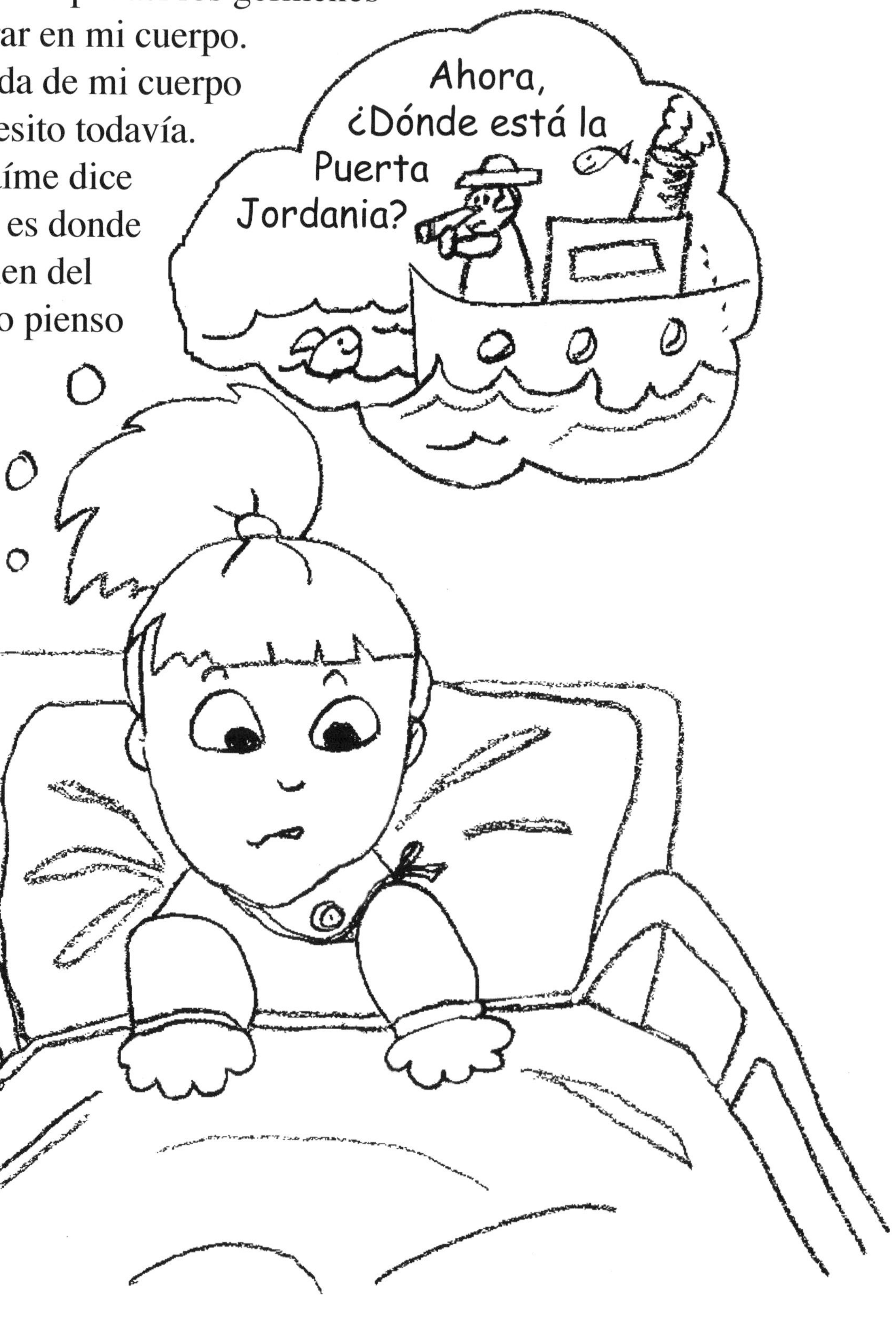

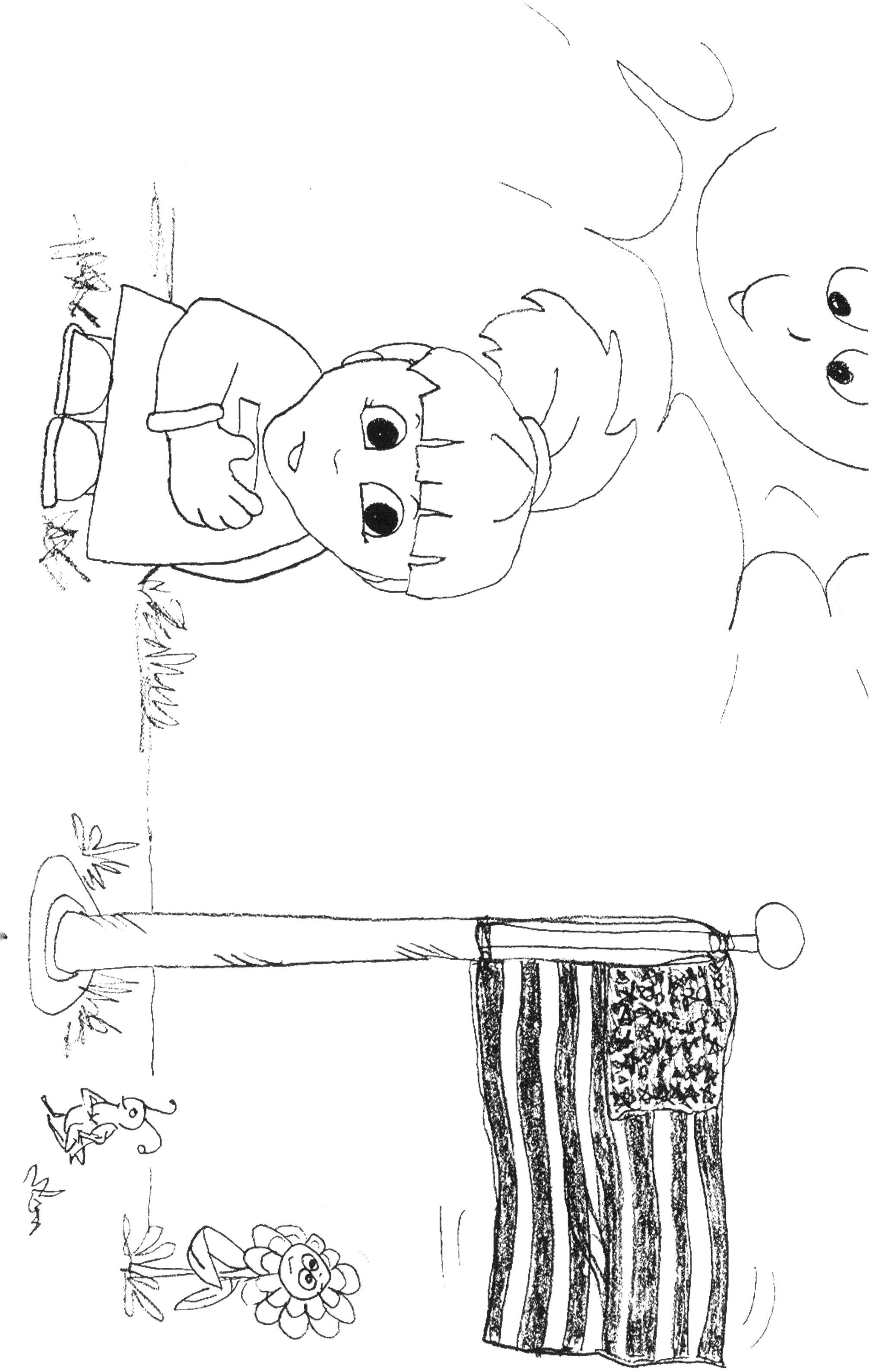

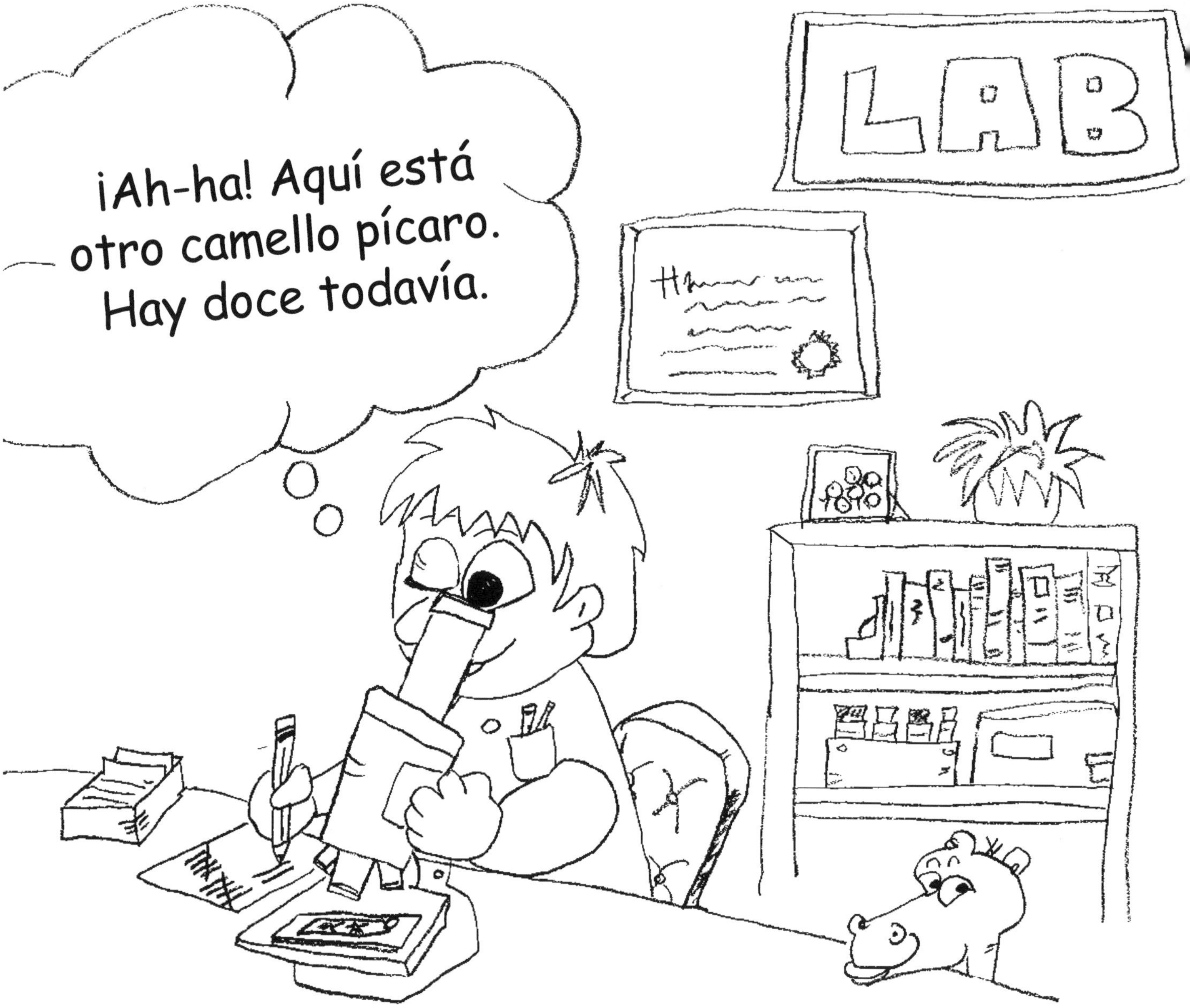

Algunos días necesito examenes especiales.

Los doctores examinan a ver que tipas de células están en mi sangre y a ver cuantos camellos pícaros les capturan.

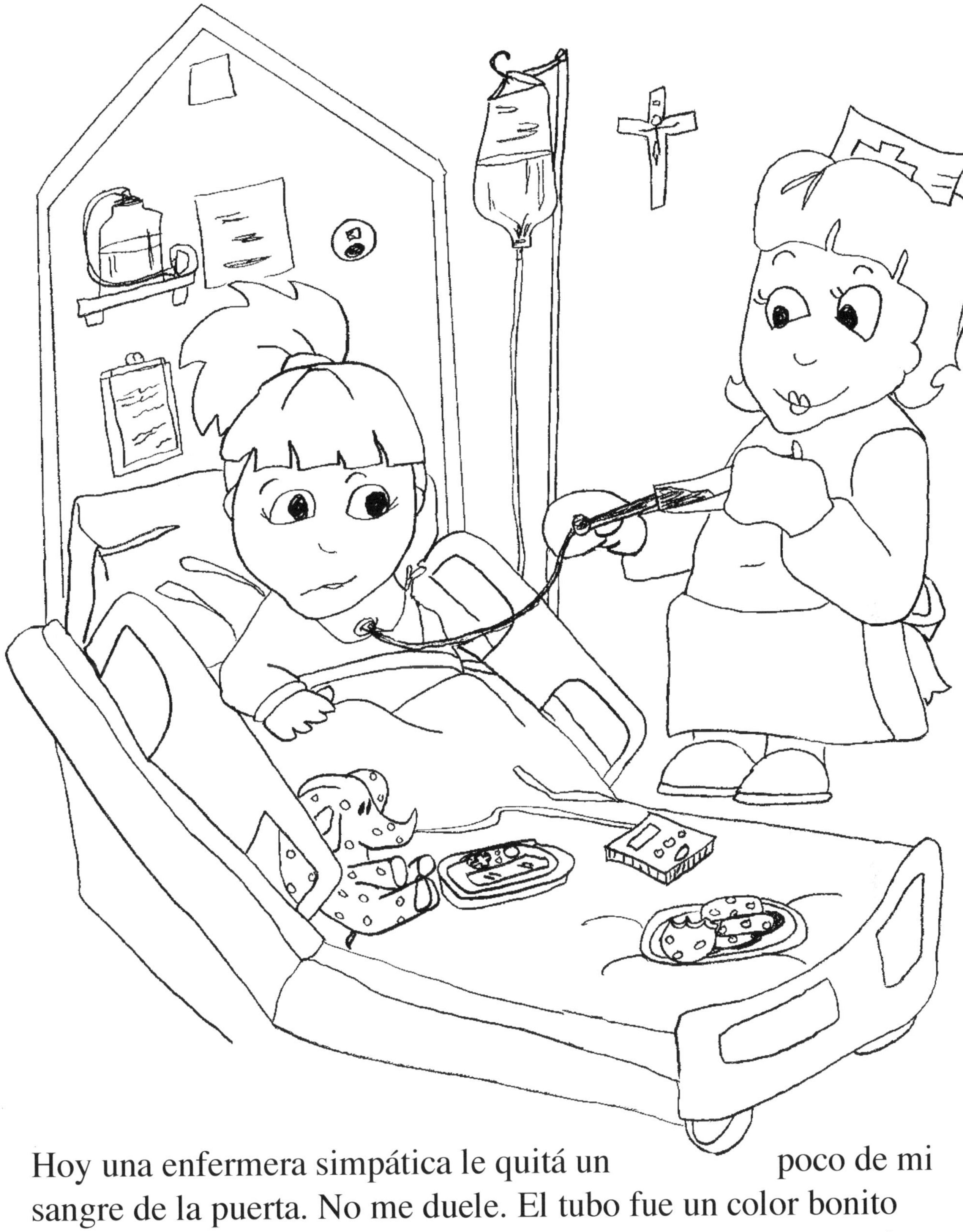

Hoy una enfermera simpática le quitá un poco de mi sangre de la puerta. No me duele. El tubo fue un color bonito de rojo cuando mi sangre está adentro. El sangre va en un tubo de vidrio con un cubierto. La mujer era del laboratorio. Llevaba guantes a mantener manos limpias así no me daba germenes malos. Le dije de los camellos pícaros. Ella me dijo que va a buscarlos en mi sangre. Me gusta ella porque era simpática. Ella me dío un "sticker" a poner en mi mano.

Despues de algunos días, empezé algo que se llama quimioterapia. La palabra corta por este es “quimio”. Eso es una tipa de medicina especial a hágame bien.

Una enfermera conecte una bolso de medicina líquida a tubos largos que entran en mi puerta.

Cuando la medicina entra en mi cuerpo, a veces me sienta un poco frío.

Imagino que los camellos pícaros tienen mucho sed. Obtienen algo a beber por una paja.

Pero los camellos no saben que beben medicina. No vamos a informarlos de ese, pero va a ser una sorpresa.

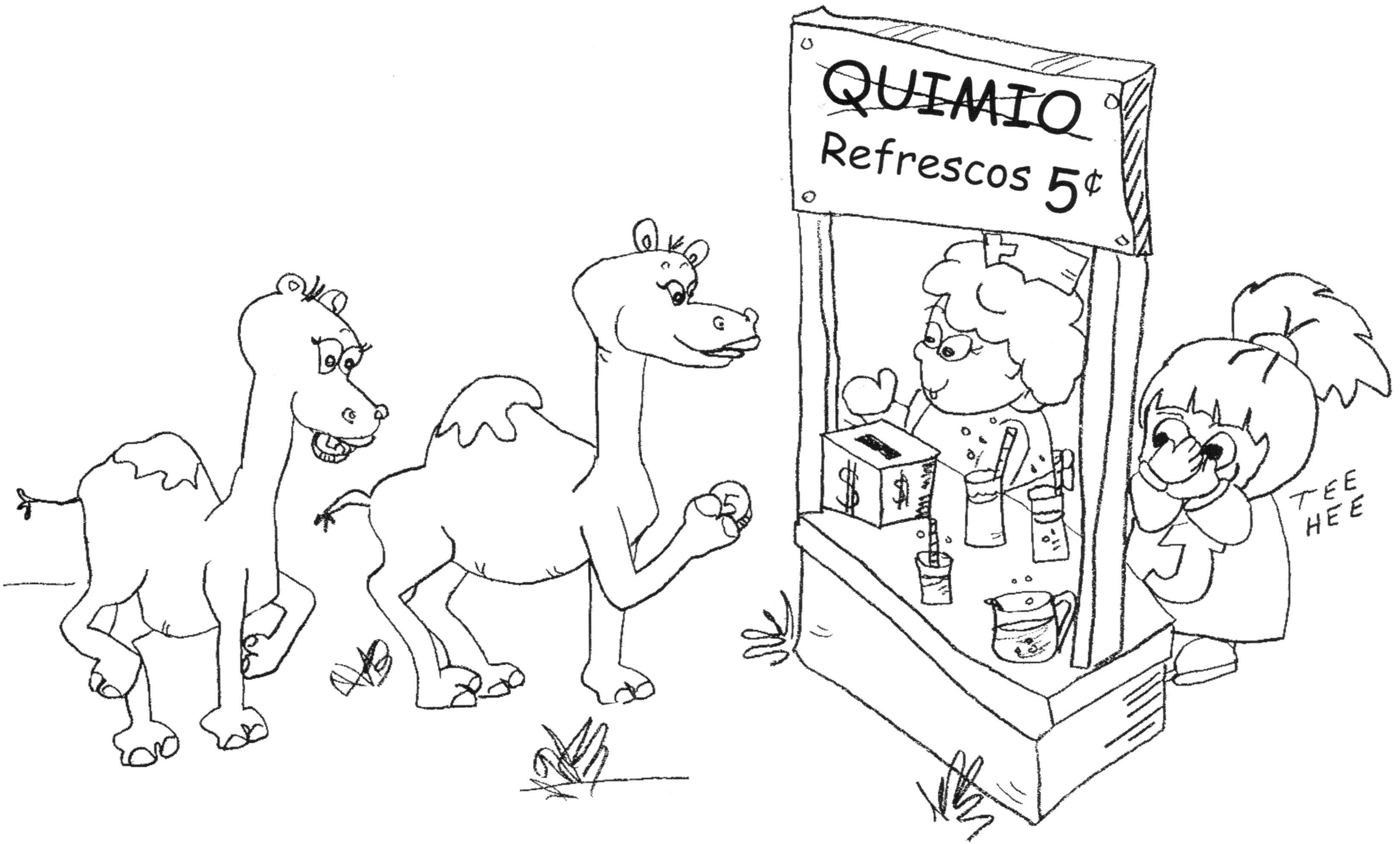
QUIMIO
Refrescos 5¢
TEE
HEE

Durante el quimio, visitantes necesitan llevar máscaras y ropa especiales. Este es porque los doctores no quieren ningunos germenes alrededor de mí. Durante el quimio, mi cuerpo no puede combatir con ningunos germenes malos. La ropa y las máscaras ayudan a protegerme de alguien que tiene una resfría. Imagino que estamos en el desierto y las máscaras nos protegen de las tormentas de arena.

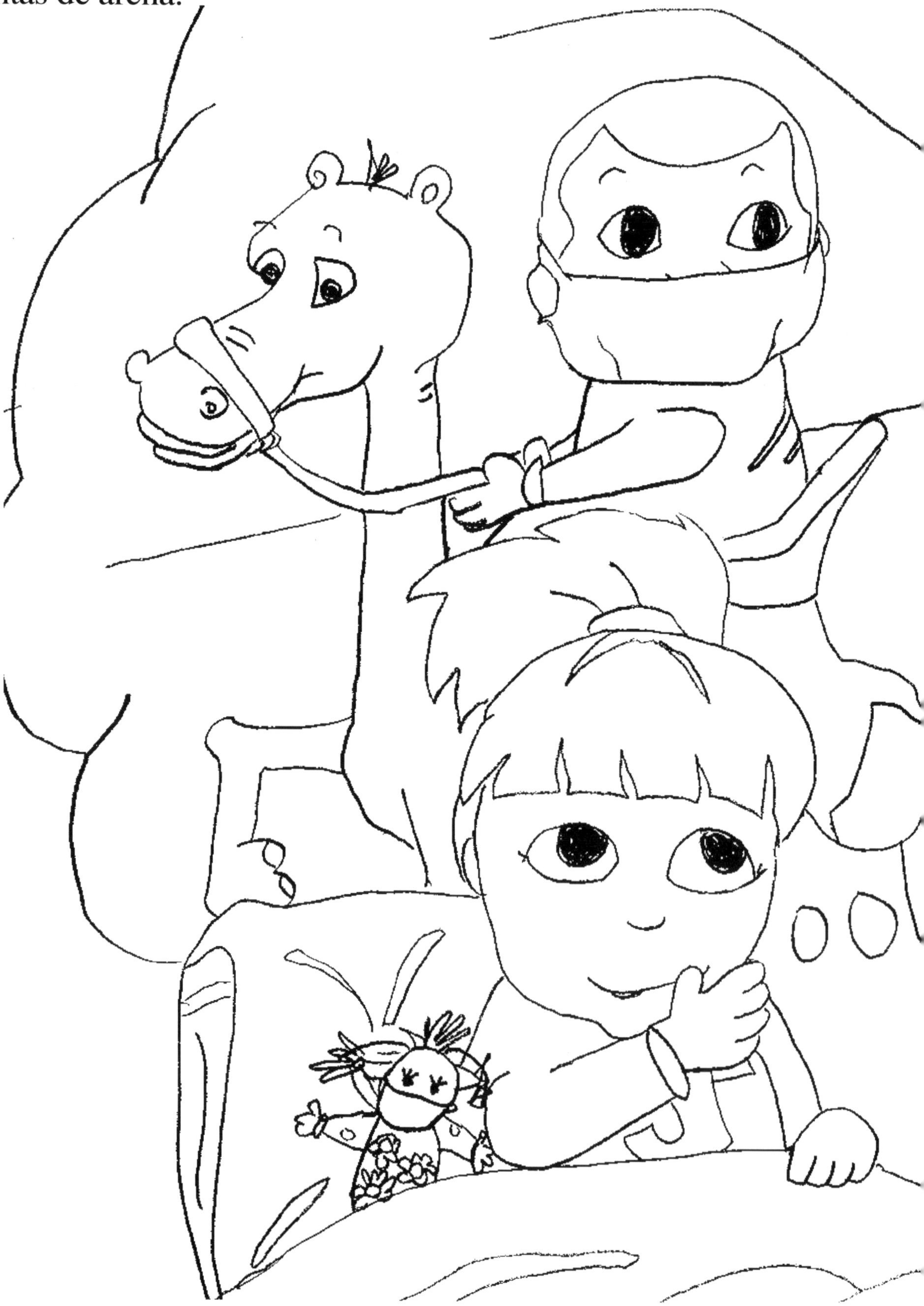

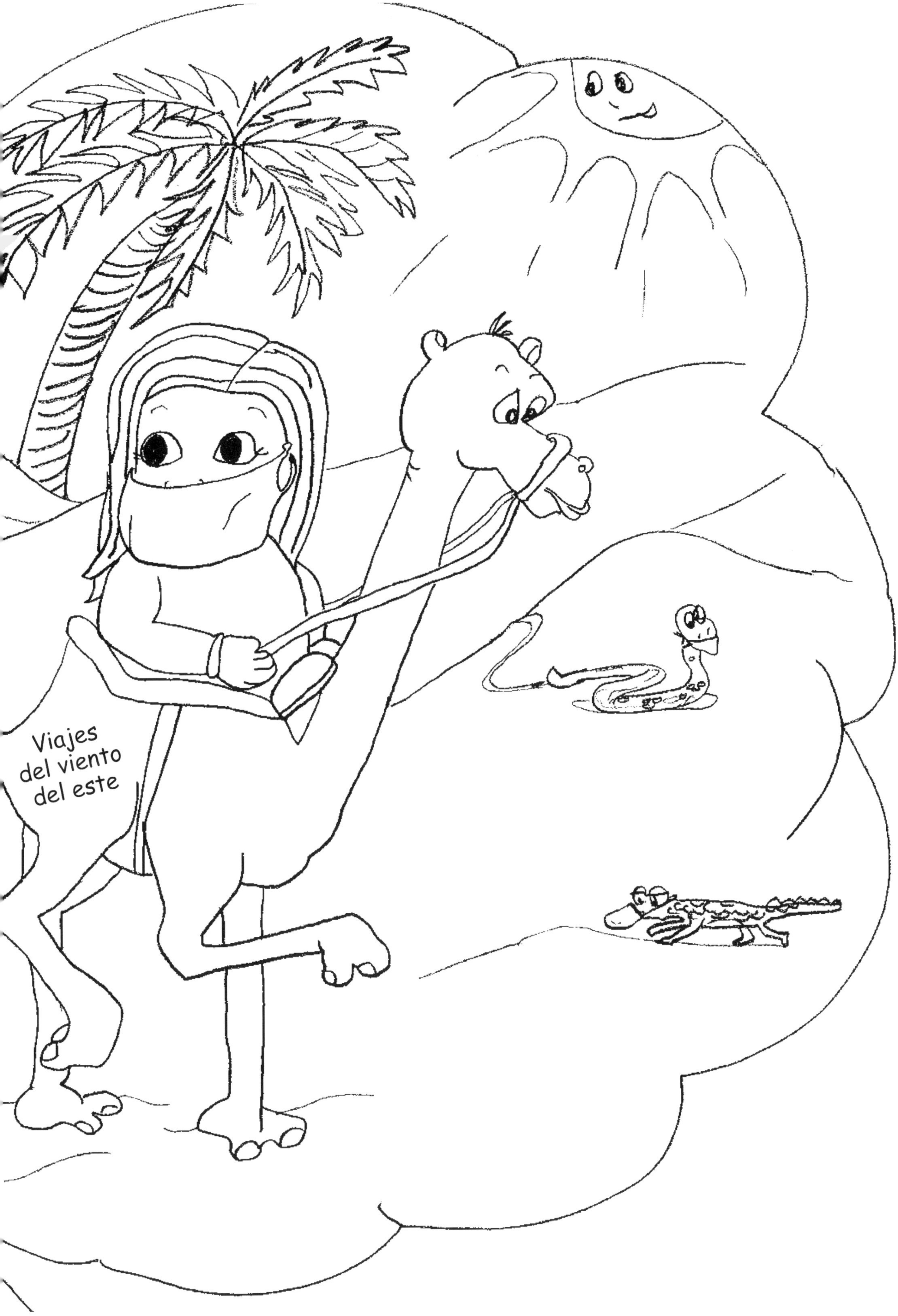
Viajes
del viento
del este

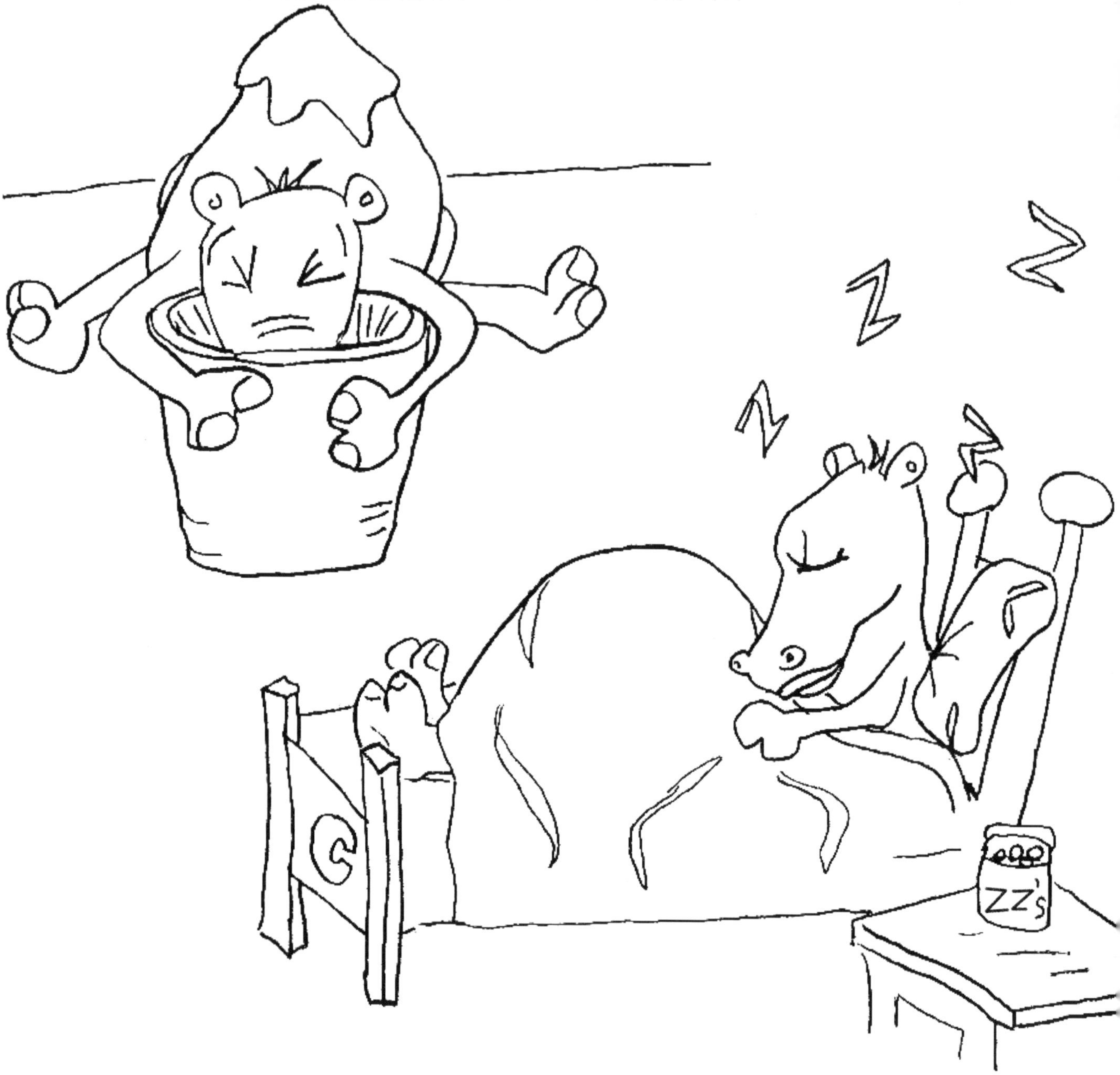

A veces después del quimio, estoy muy soñolienta. Otras veces no estoy cansada en ninguna manera. Algunas veces, me duele mi estómago y tengo naúsea. Este parte no es divirtida, pero las enfermeras me dan medicina a hacerlo mejor la condición. Yo trato a imaginar que los camellos están tratando a escupirla la medicina porque no les gusta el sabor.

Después de algunas días del quimio, puedo tener muchas días a descansar. Necesito este mucho porque toda de la medicina especial y las actividades en mi imaginación me causan a estar muy cansada.

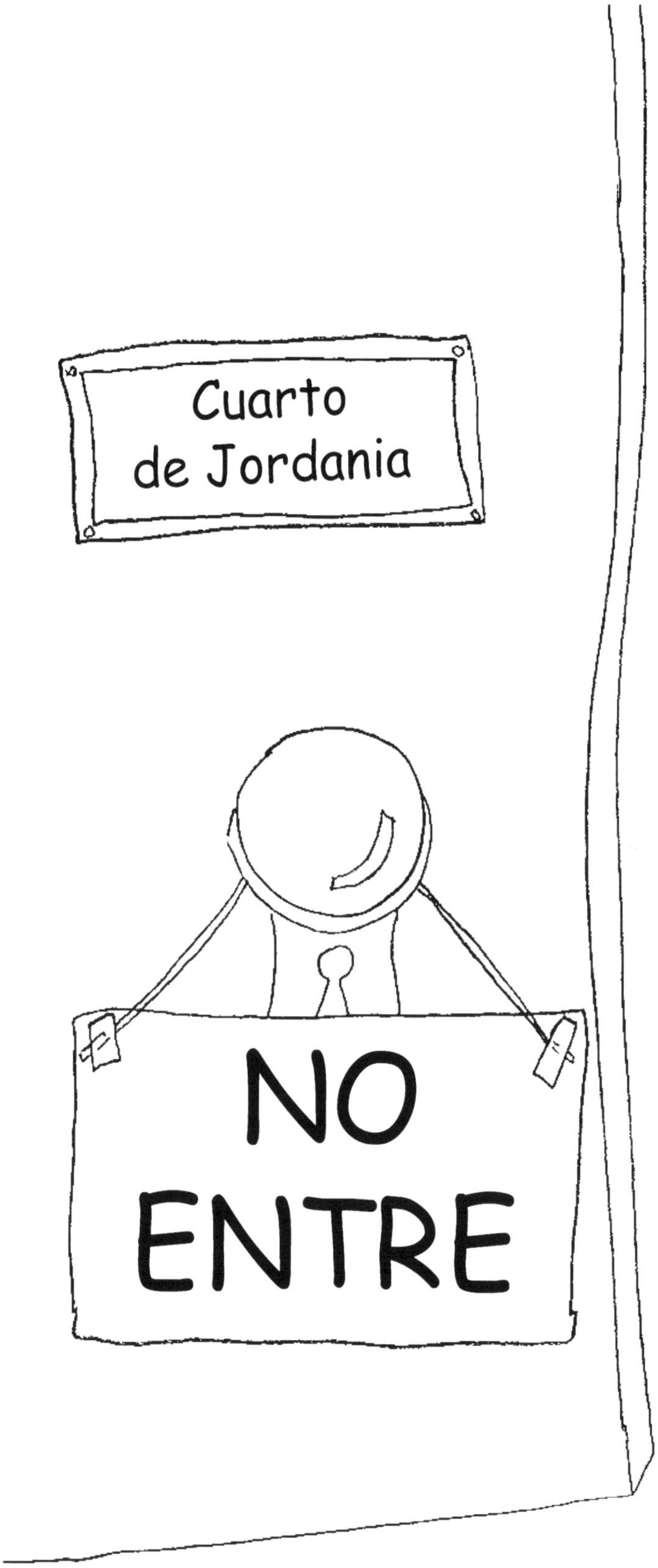

Cuando estoy descansada, puedo caminar afuera de mi cuarto. Puedo encontrar los ostros niños quien tienen los camellos pícaros como mí.

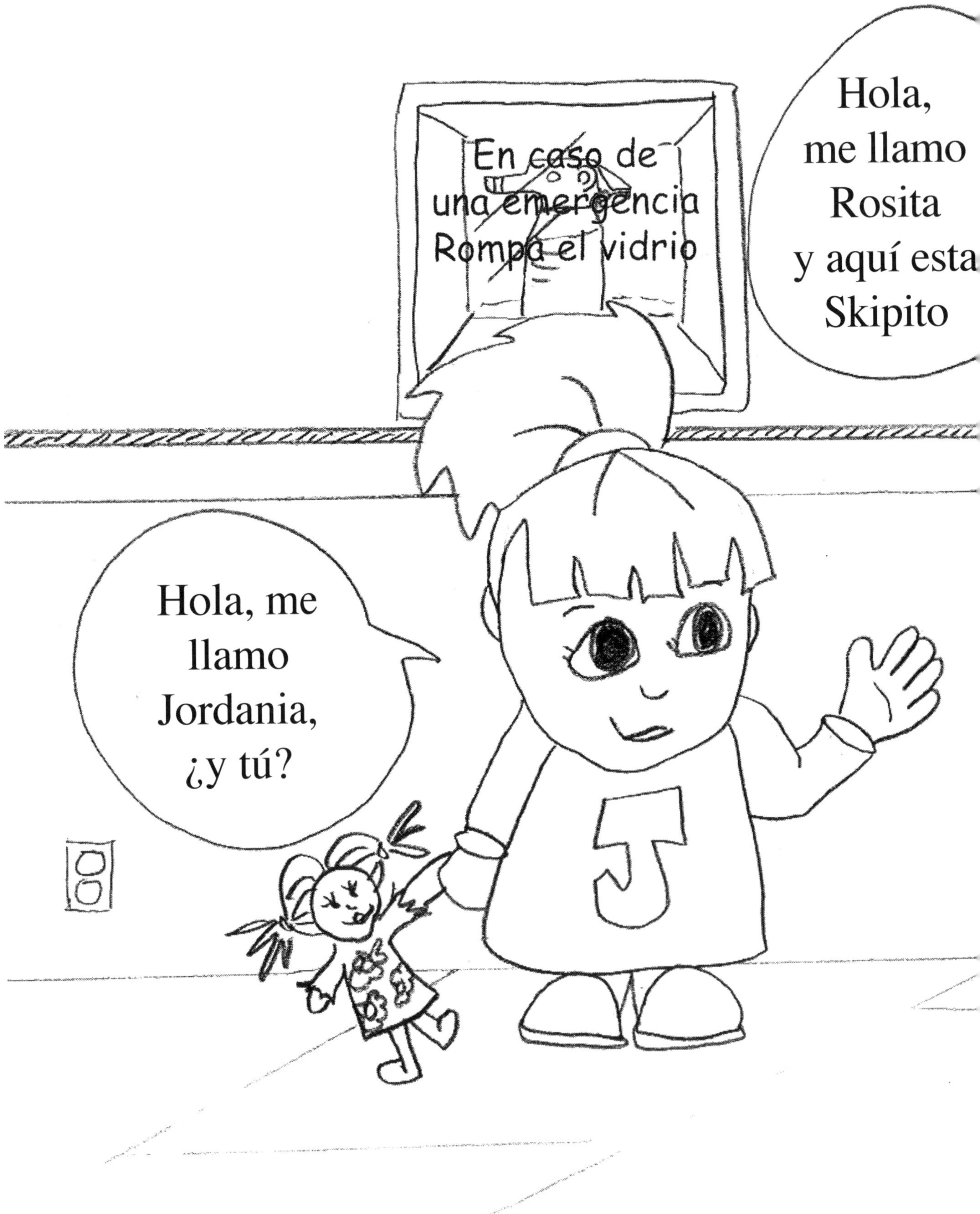

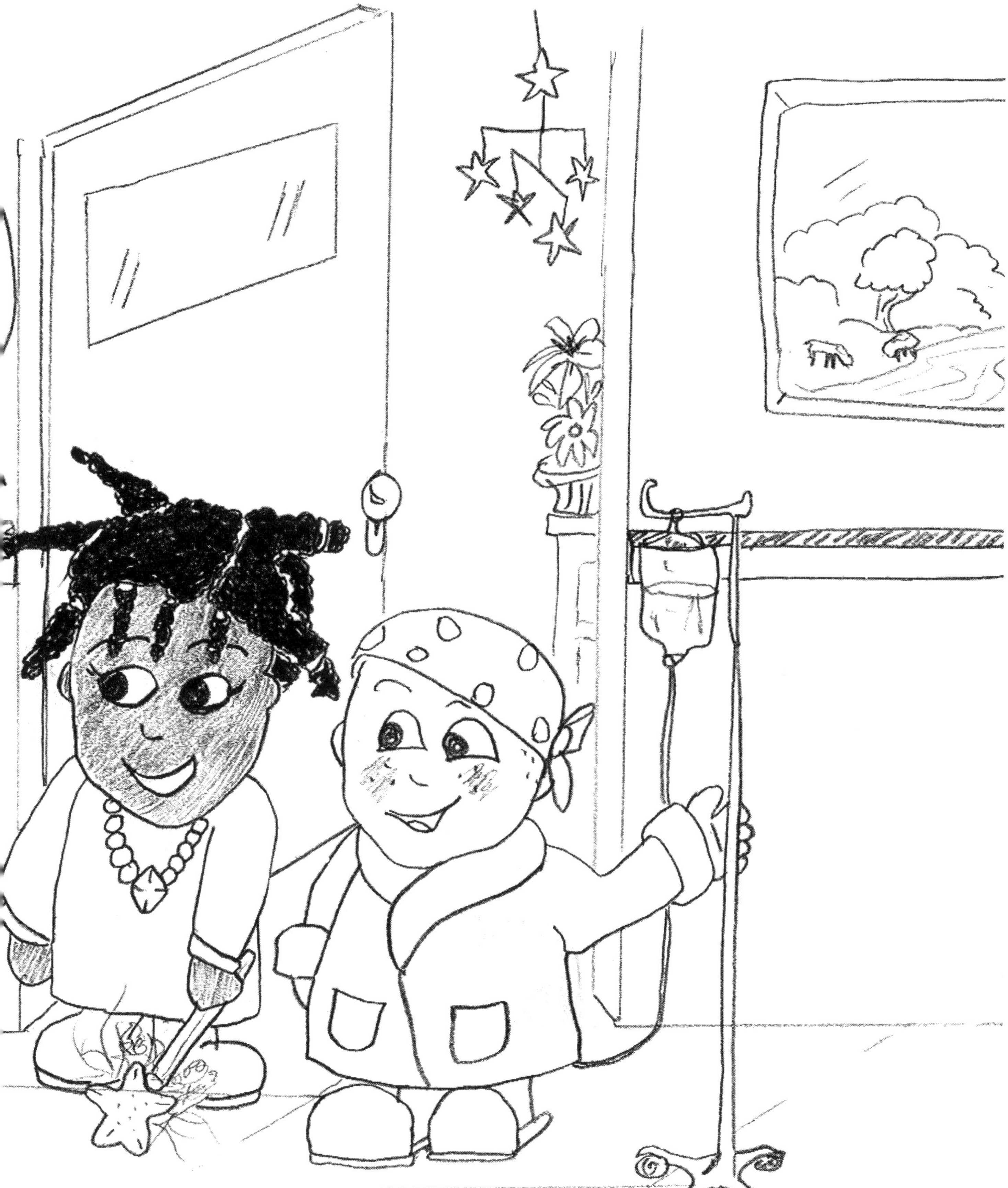

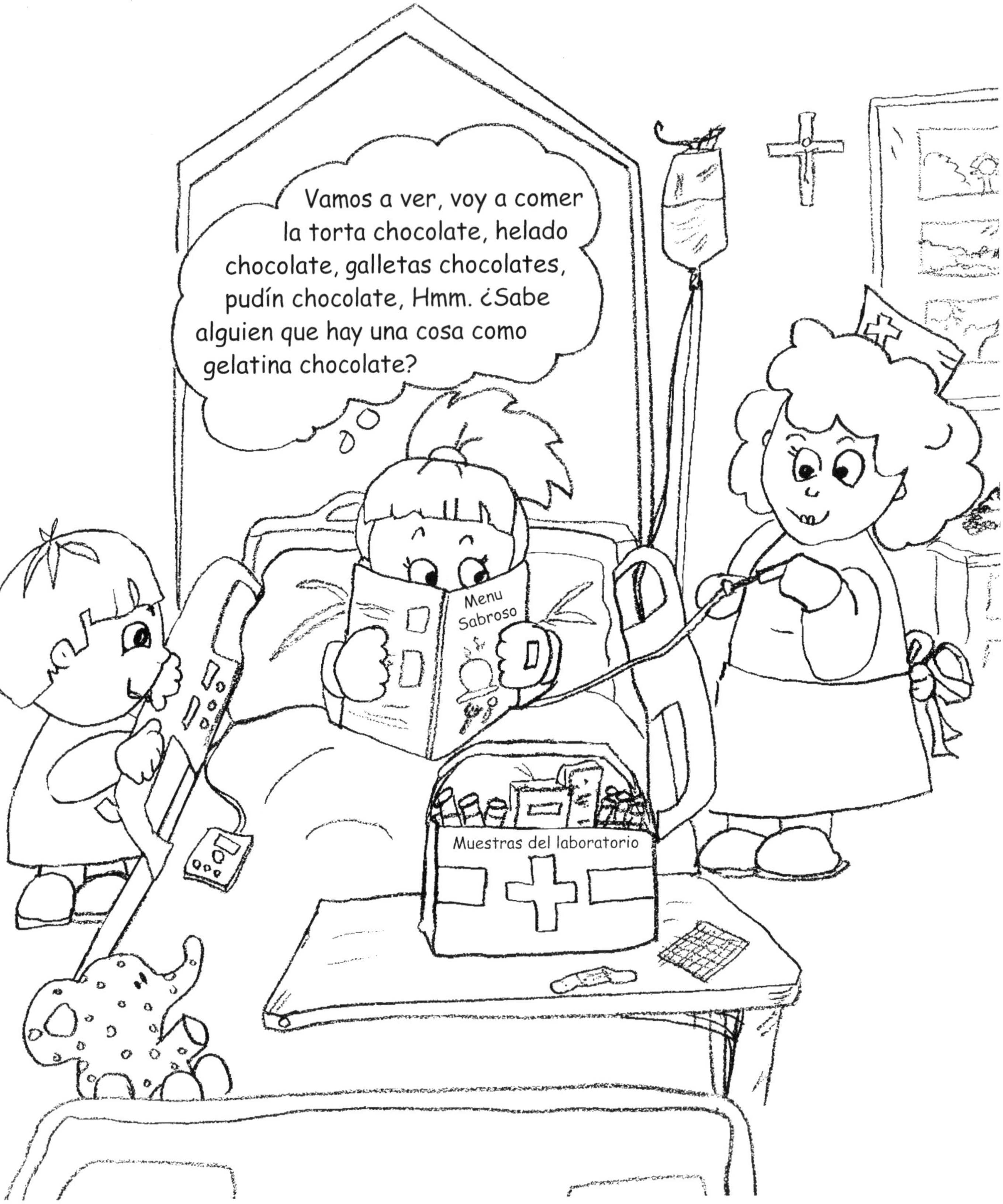

Hoy puedo escoger lo que voy a comer para el almuerzo y la cena. Mamí y Papí dicen que necesito comer algunas verduras. Pero yo pienso que prefiero comer los postres. Chocolate es mi favorito. En la cena, mi hermano Jaíme me preguntá si podría comer un poco de mi torta chocolate. Contesté "sí" porque él es muy simpático a mí.

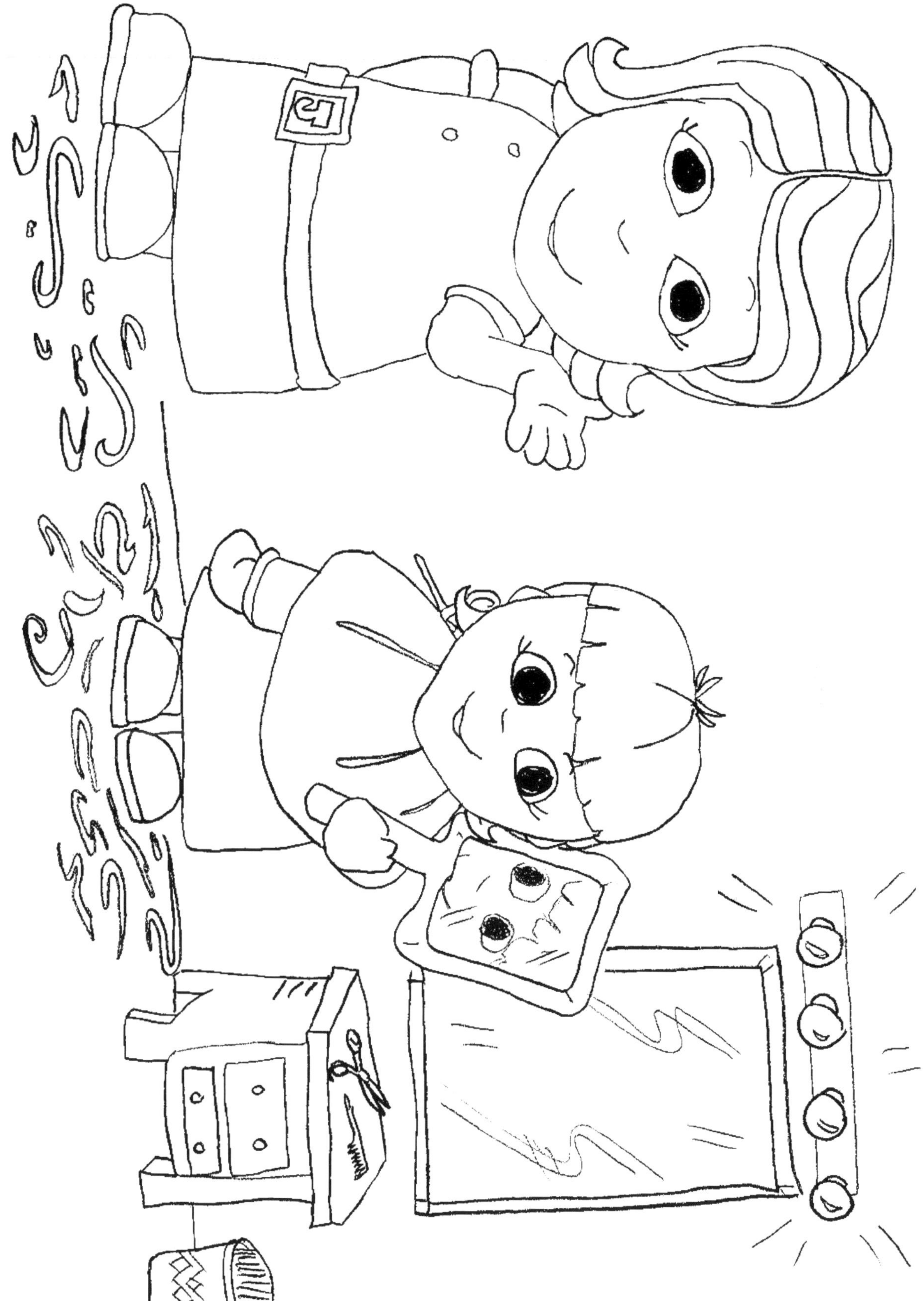

¡Hoy tenía una corte de pelo! ¡¿Aparezco preciosa?! Ahora puedo llevar todos mis adornos de pelo, y mi pelo largo no va a estar enredado. Era divertido, y tambien era mi primero corte de pelo. ¡Entonces era una surpresa muy grande para mí cuando Mamí tenía un corte de pelo tambien, lo mismo que yo!

Le pregunté a mi Mamí sobre porque necesito un corte de pelo y ella mi dijo que el quimio puede hacer mi pelo a estar triste.

Cuando está triste, a veces se separa de la cabeza. Pero va a crecer cuando deja la medicina.

Tambien me dijo que hay muchos sombreros, bandanas y pelucas que niños queden llevar si quieren. Yo pienso en este por un rato.

Me gusta a jugar con la ropa, pero ojalá que me pelo no va a estar triste. Si va a estar como este, voy a imaginar que los camellos estan asustados y estan tratando a escapar por saltando de mi cabeza por usando mis pelos como paracaídas pequeñas. Pienso que voy a llamarlos “Pelocaídas”.

Si todo el pelo cayí entonces tal vez todos los camellos pícaros habían escapados y puedo estar bien.

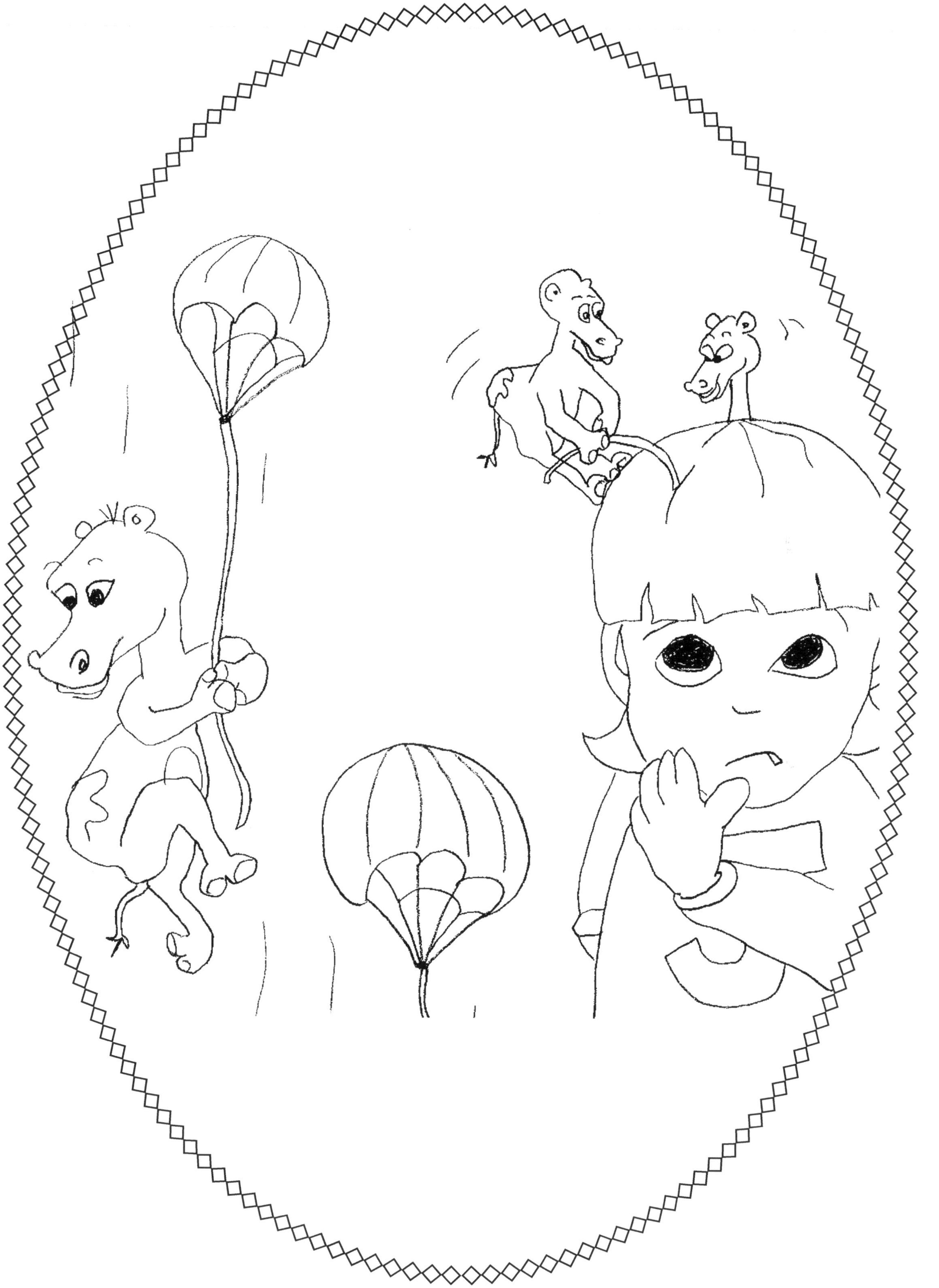

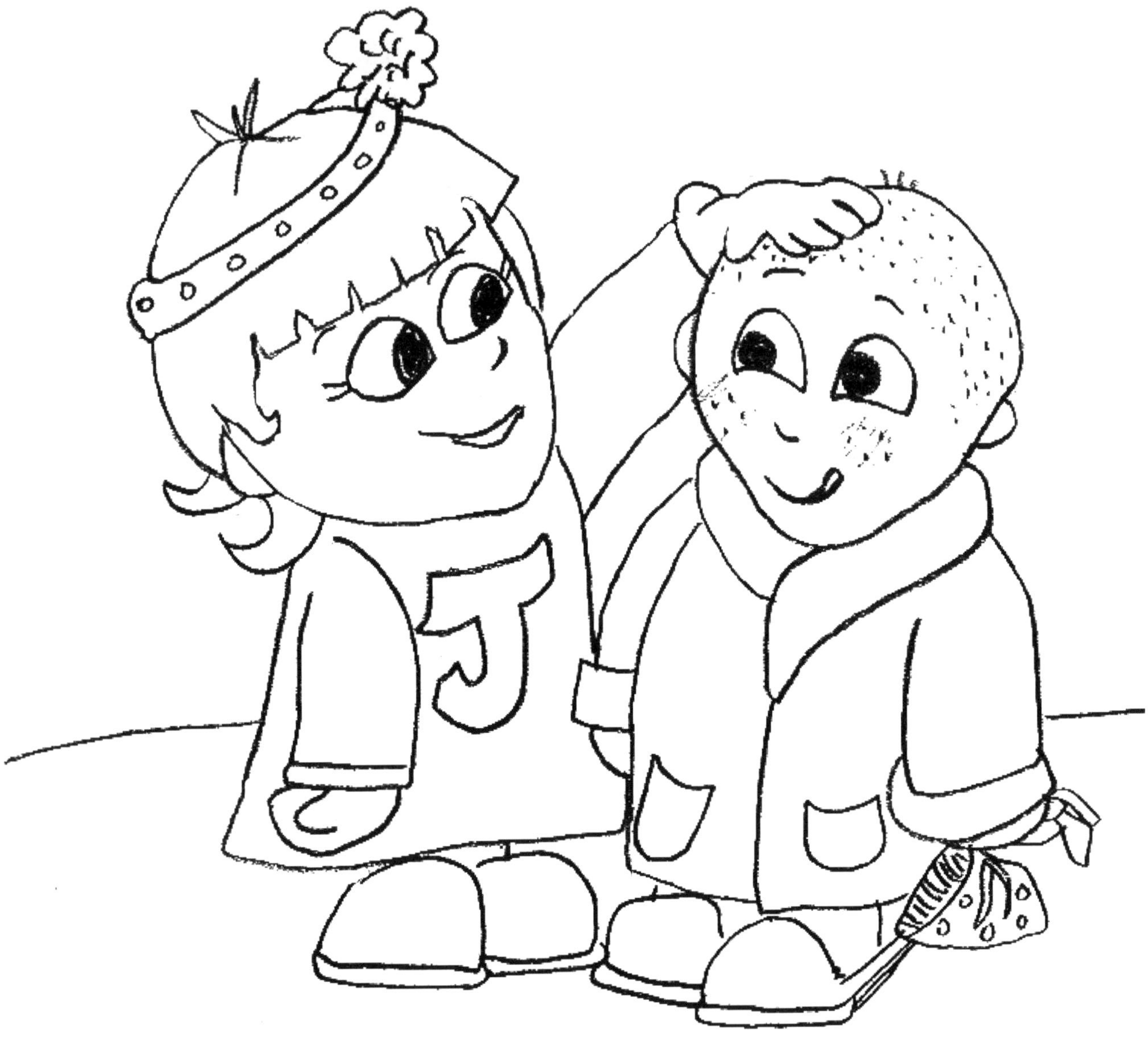

Encontré un chico quien se llama Skipito quien tambien estaba recibiendo tratamientos especialos. Su pelo era bastante más triste que todo se cayó de su cabeza.

Yo pienso que tal vez todos sus camellos saltaron afuera y corrían. Skipito remueve su bandam y permiteme a tocar su cabeza.

Era muy suave, pero un poco como lanilla, ¡como un durazno!

Una noche cuando era quedo y todos han salido, yo componí una cancíon en secreto y canté a los camellos pícaros. Es como este (Psst – pero no le digas nada a ninguna persona porque es un secreto).

Camellitos pícaros salieron solos,
No deben ser afuera y necestan regresar a casa.
Revuelvan al granero de huesos dónde vamos a cerrar la puerta,
¡A enceñar a ustedes como se portan bien, así no revuelven en el futuro!

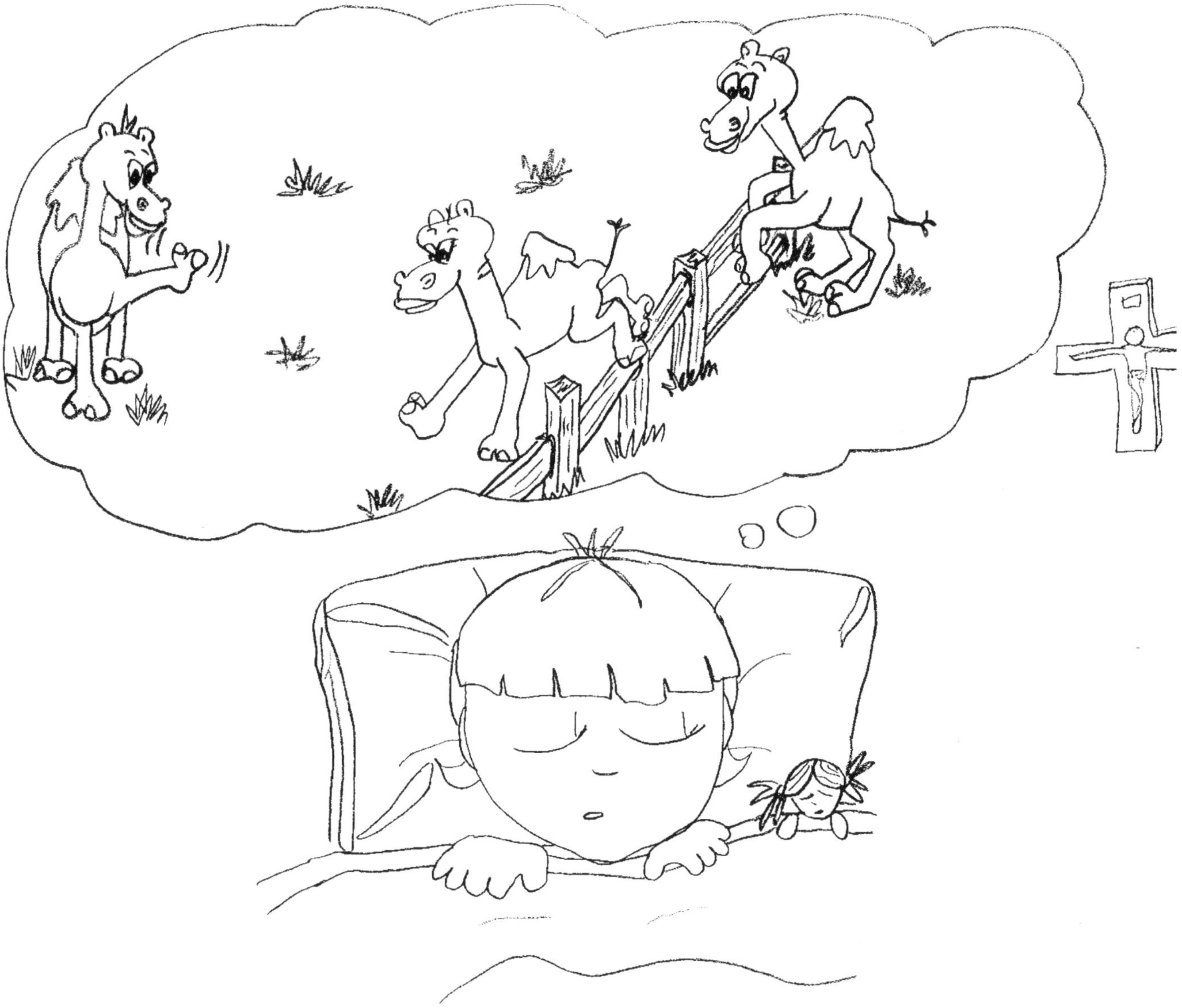

Depués de este canción por los camellos, rezaba y preguntaba a Diós por la ayuda por mí y los otros niños en el hospital a sentir bien. Entonces, me acostaba.

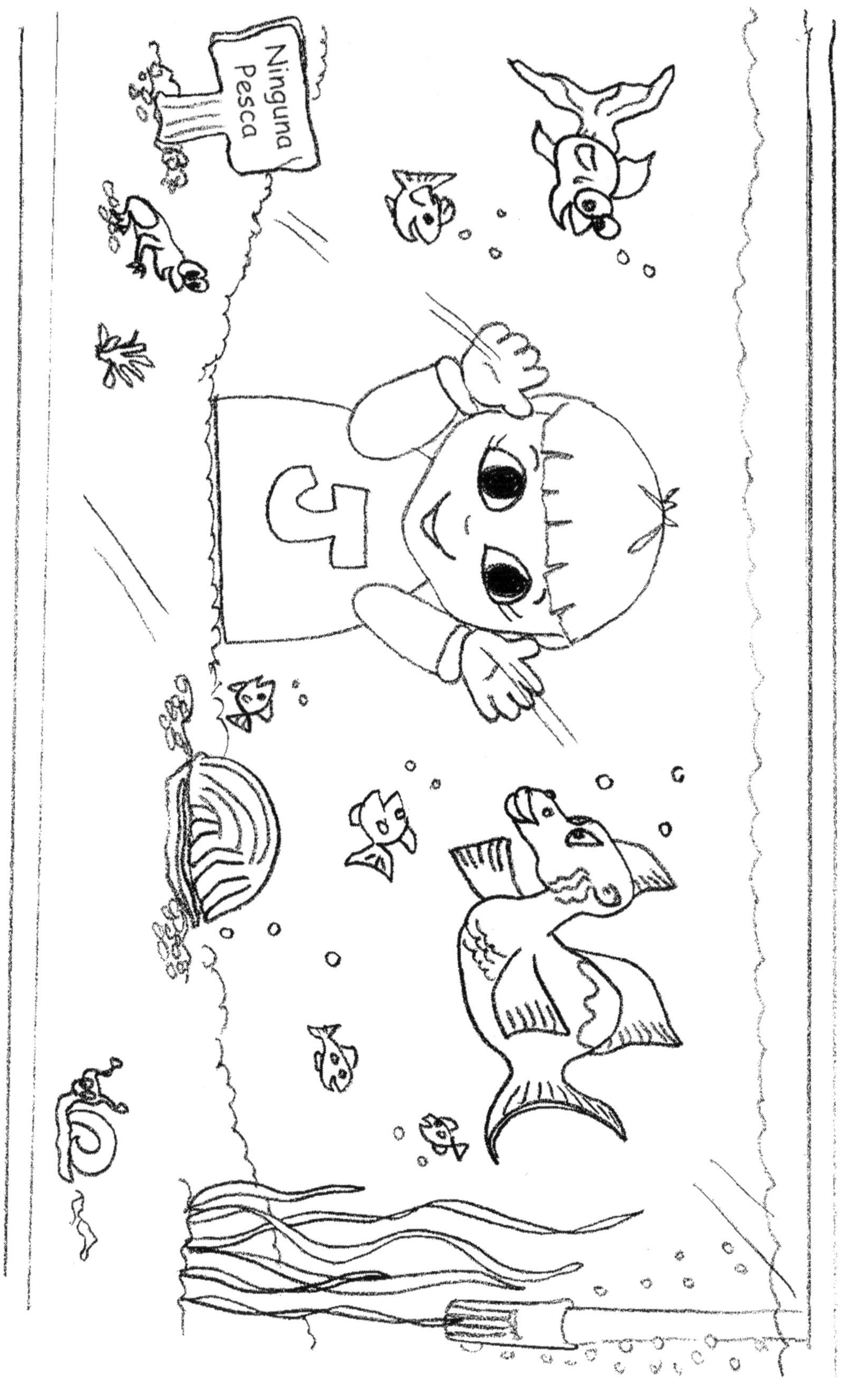

El hospital tiene un acuario con peces que nadan alrededor. Tenemos muchos peces a mi casa en una laguna pequeña afuera de mi patio. Nuestros peces se llaman "koi". Son más grande que los peces del hospital. Nuestros peces parieron, recientemente así entonces tenemos algunos peces pequeños y algunos grandes. Pienso en que si es una cosa como un "pez camello"? Voy a imaginar en como aparece este pez.

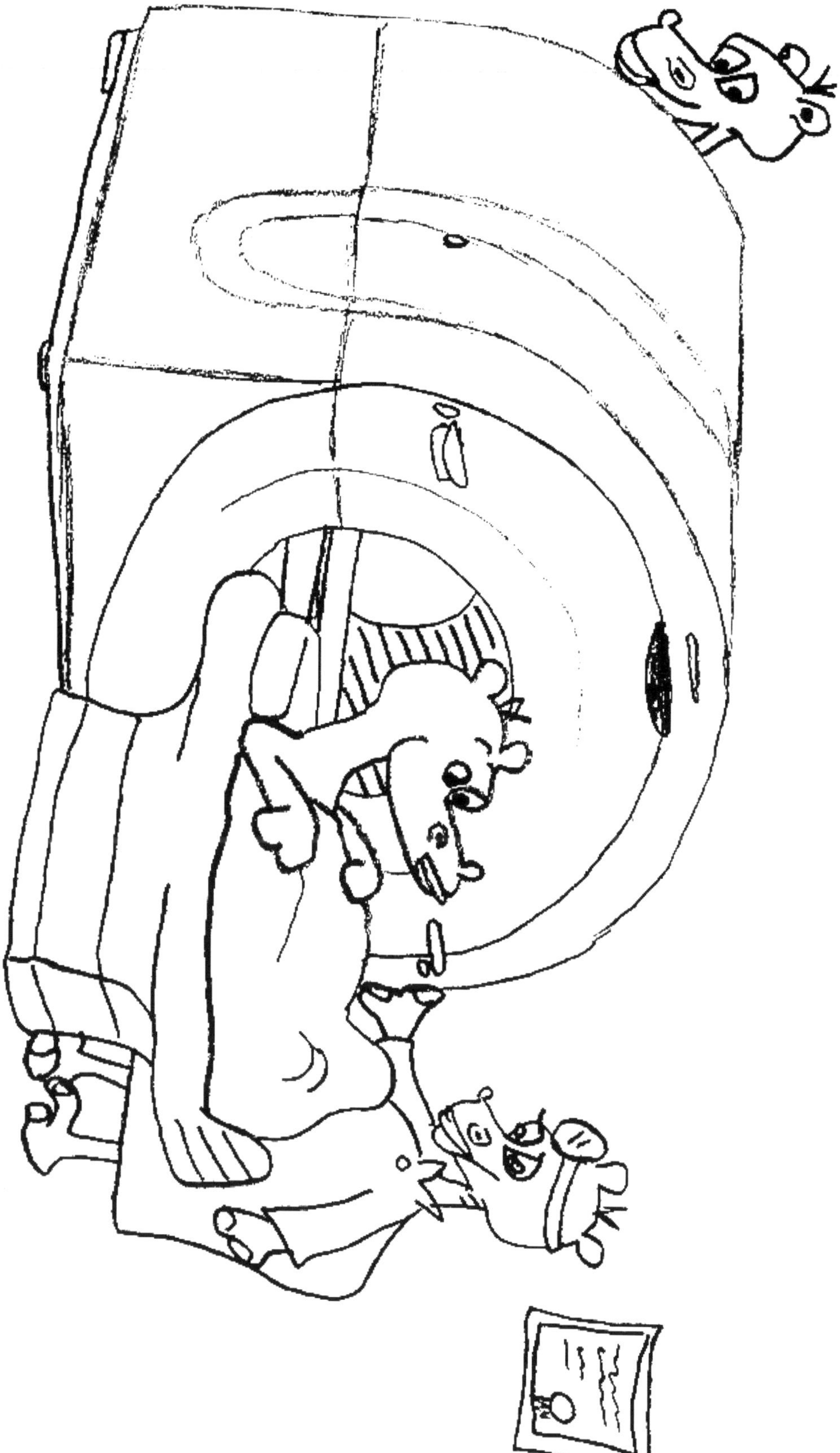

Me informa que necesito un imagen diagnóstico que es como un imagen de rayos-X. No me duele. Pero no puedo mover en nada manera. ¿Qué va a occurir si me pica mi nariz? Después de toma el imagen, si le preguntas, a veces puedes ver la pictura que le tomá la máquina. Es muy interesante a ver los que están adentro de tu cuerpo.

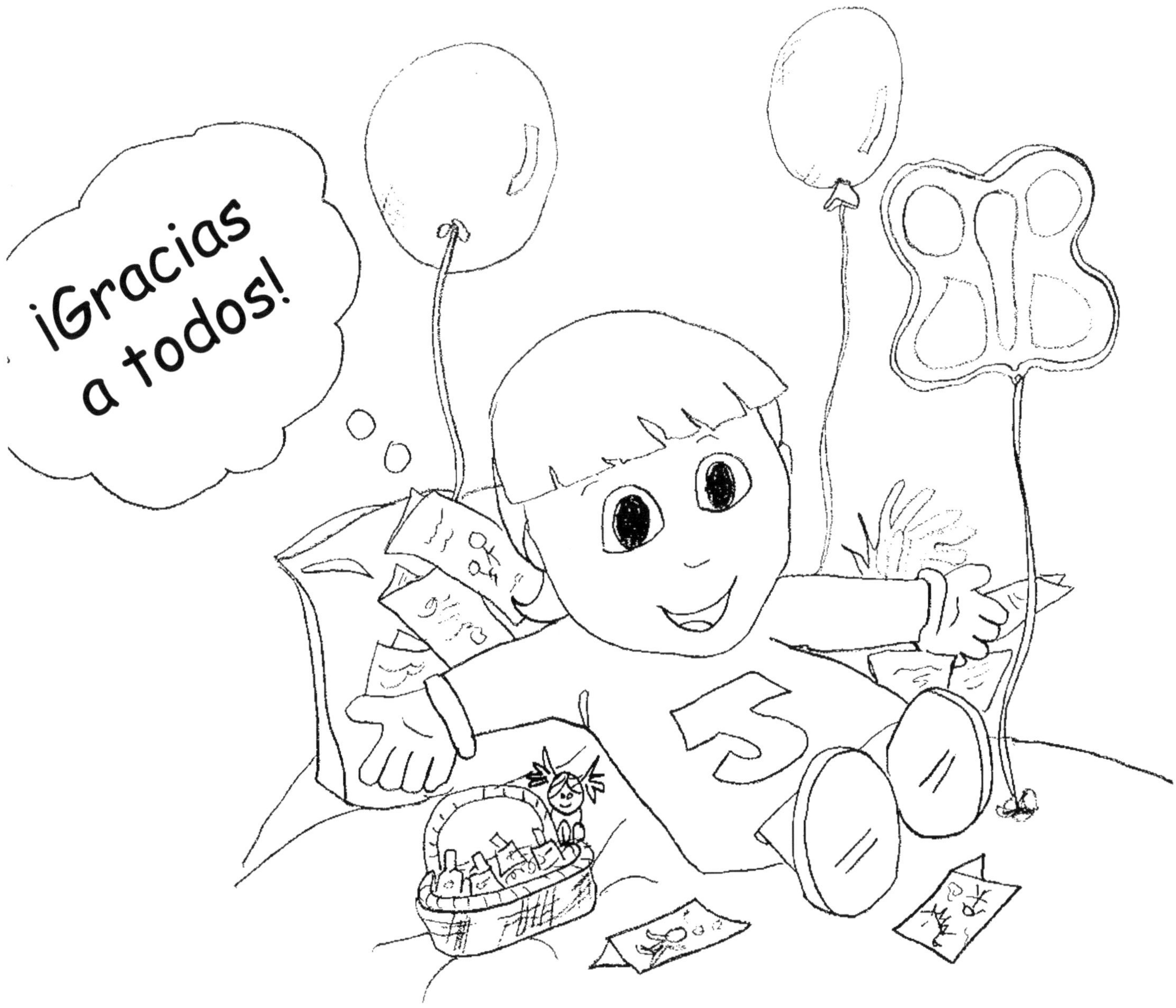

Mis amigos son simpáticos y me mandan tarjetas. Es bueno a tener amigos y familia cerca de mí a ayudarme, y es muy bueno a tener amigos quien dicen “hola” con tarjetas y dibujas cuando no puedo visitar con ellos.

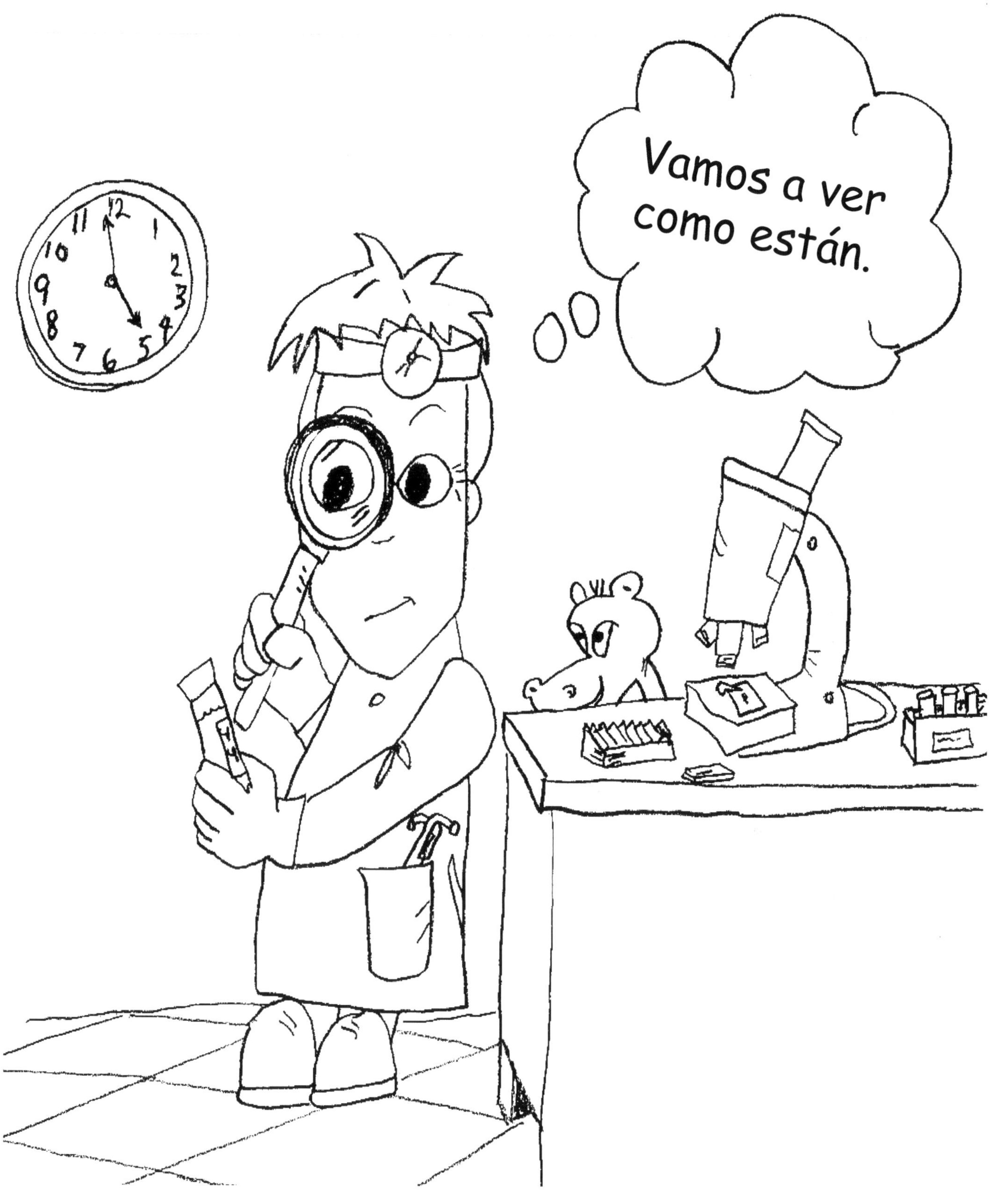

Después de cada tratamiento del quimio, los doctores examinan mi sangre con cuidado a ver cuantos camellos pícaros han cogido en mi sangre. A veces algunos todavia están corriendo alrededor.

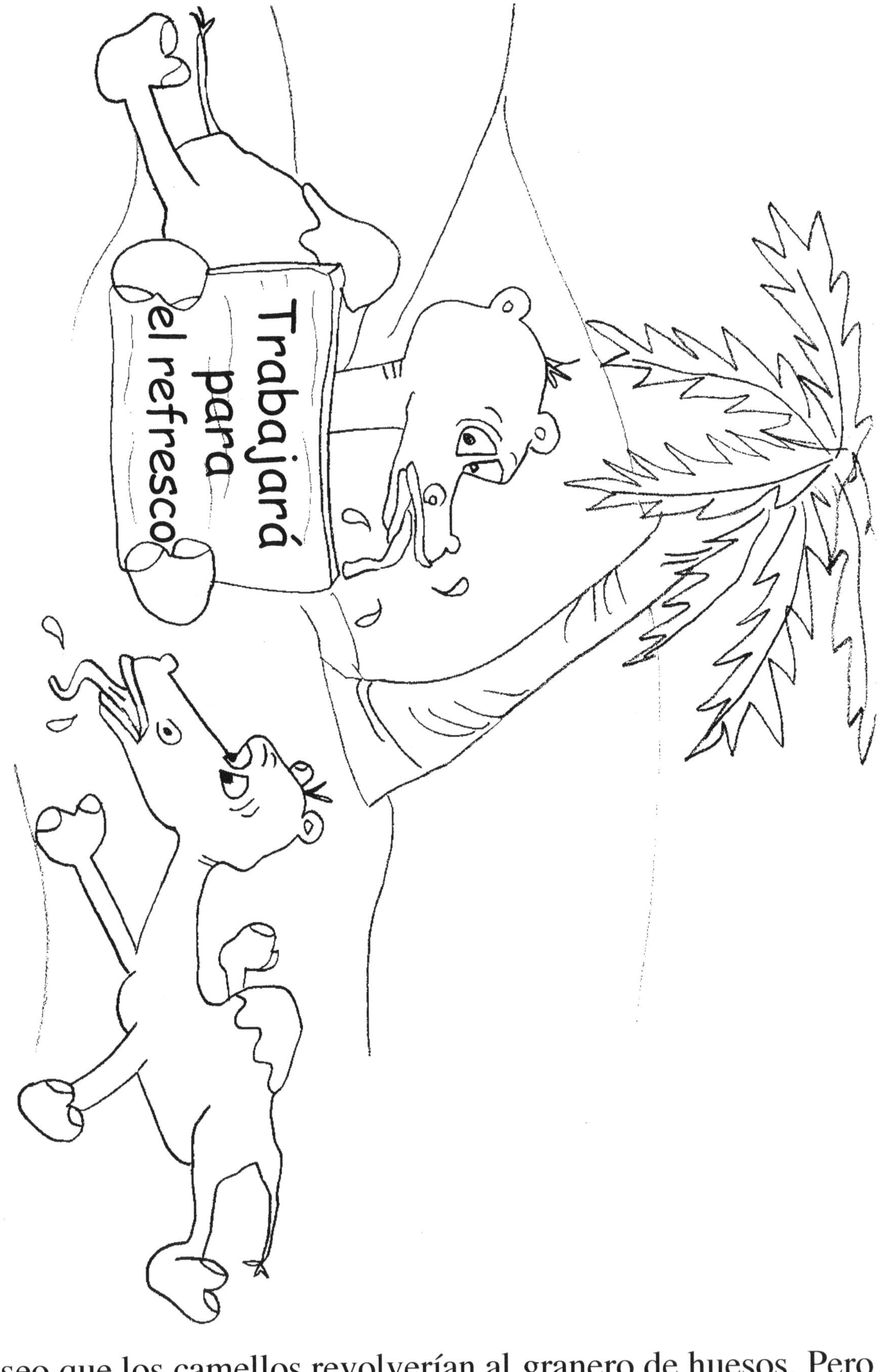

Deseo que los camellos revolverían al granero de huesos. Pero estes camellos son muy pequeños, así necesitan caminar muy despacios probablemente como los camellos del desierto que caminan muy despacio por la arena. Tengo mucho sed a veces, y pienso en que es porque los camellos tienen sed y necesitan algo a beber.

Una niña en un cuarto cerca de mio tenía un tratamiento especial a ayudarle a estar mejor. Se llamaba terapía de las células de los tallos. Le pregunté a mi Papí que son las céllulas de los tallos. Me dijo que hay células pequeñas que son muy buenas. Sus trabajos son a coger todos los camellos pícaros. Yo pienso que los células de los tallos son policías pequeños quién tienen palos grandes en sus manos.

Movan sus palos alrededor y causan los camellos pícaros a regresar al granero. Cuando están en el granero, los policías de las células de los tallos van a poner sus palos en la puerta del granero a detener los camellos adentro. Cuando los camellos pícaros están capturados, los policías van a instruir a las células buenas que tienen hambre a comer los camellos pícaros y hacen que salían por todo el tiempo.

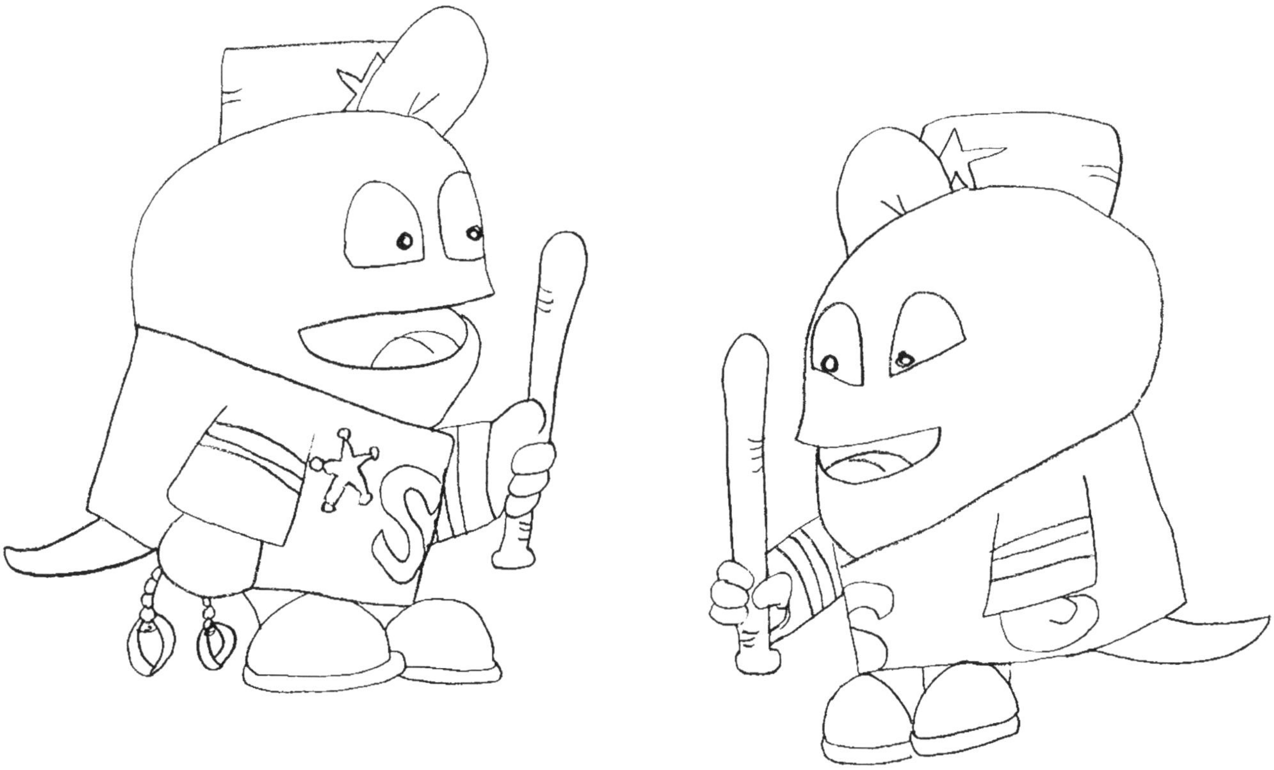

Este es como aparecen El Policía de Las Células de Los Tallos.
Son muy pequeños.

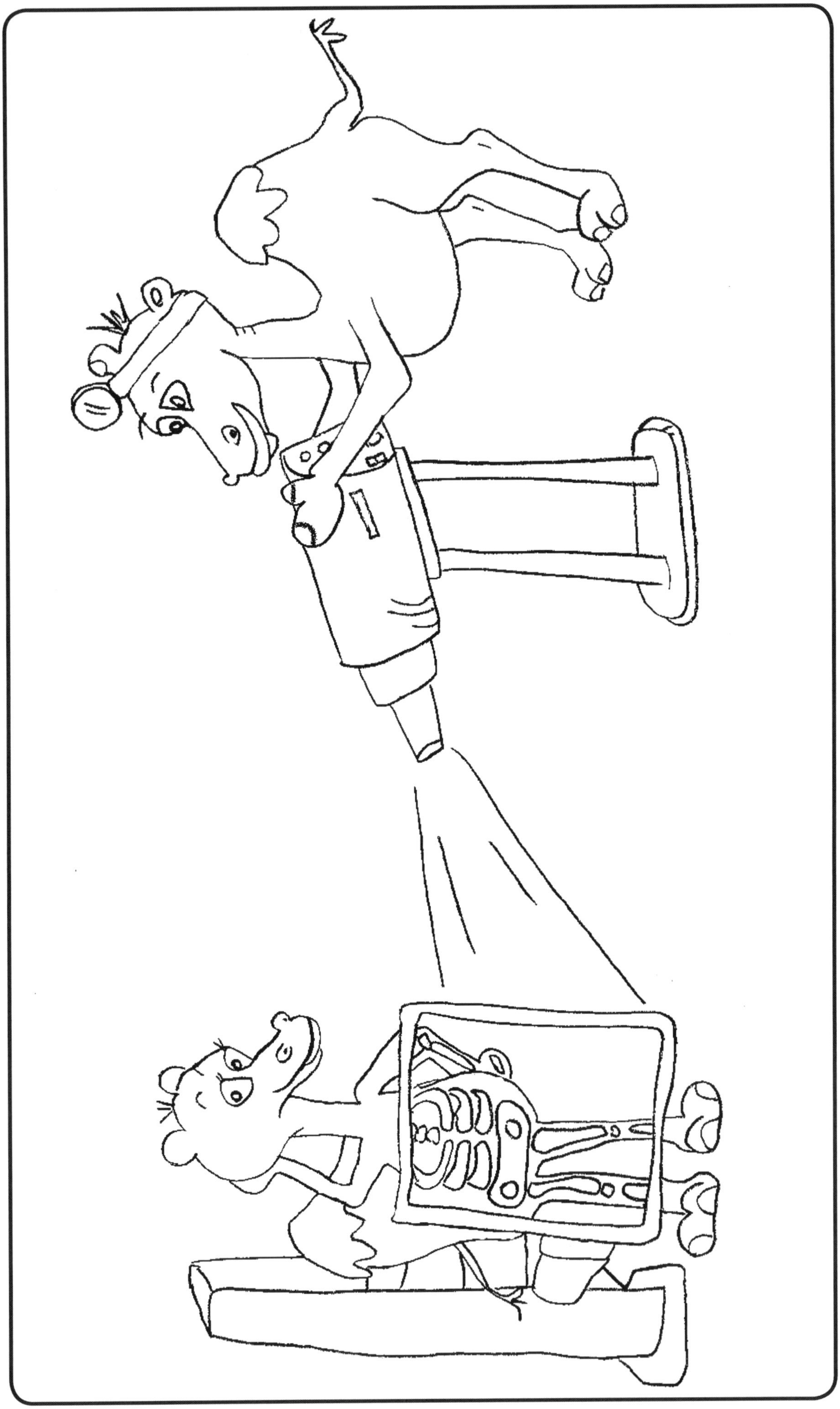

Hay mucho trabaja que necesita hacer a preparar para una transplante de las células de los tallos.

A veces los doctores usan algo que se llama radiación. Este es donde una máquina especial pone un rayo invisible de energía adentro del cuerpo. No le duele.

El sol tiene radiación, y lo sentimos que es caloroso en nuestro piel. Yo sé como le siente.

Este tipo de radiación es especial y es una buena manera a coger las células malos. Puedes sentir muy cansado, pero es bueno porque puedes descansar.

Los rayos invisibles espantan las células pícaras y causan a mandarlas a revolver al granero de los huesos. Después de la radiación o el quimico está terminado, el policía de las células de los tallos pueden ayudar niños como yo a sentir totalmente mejor.

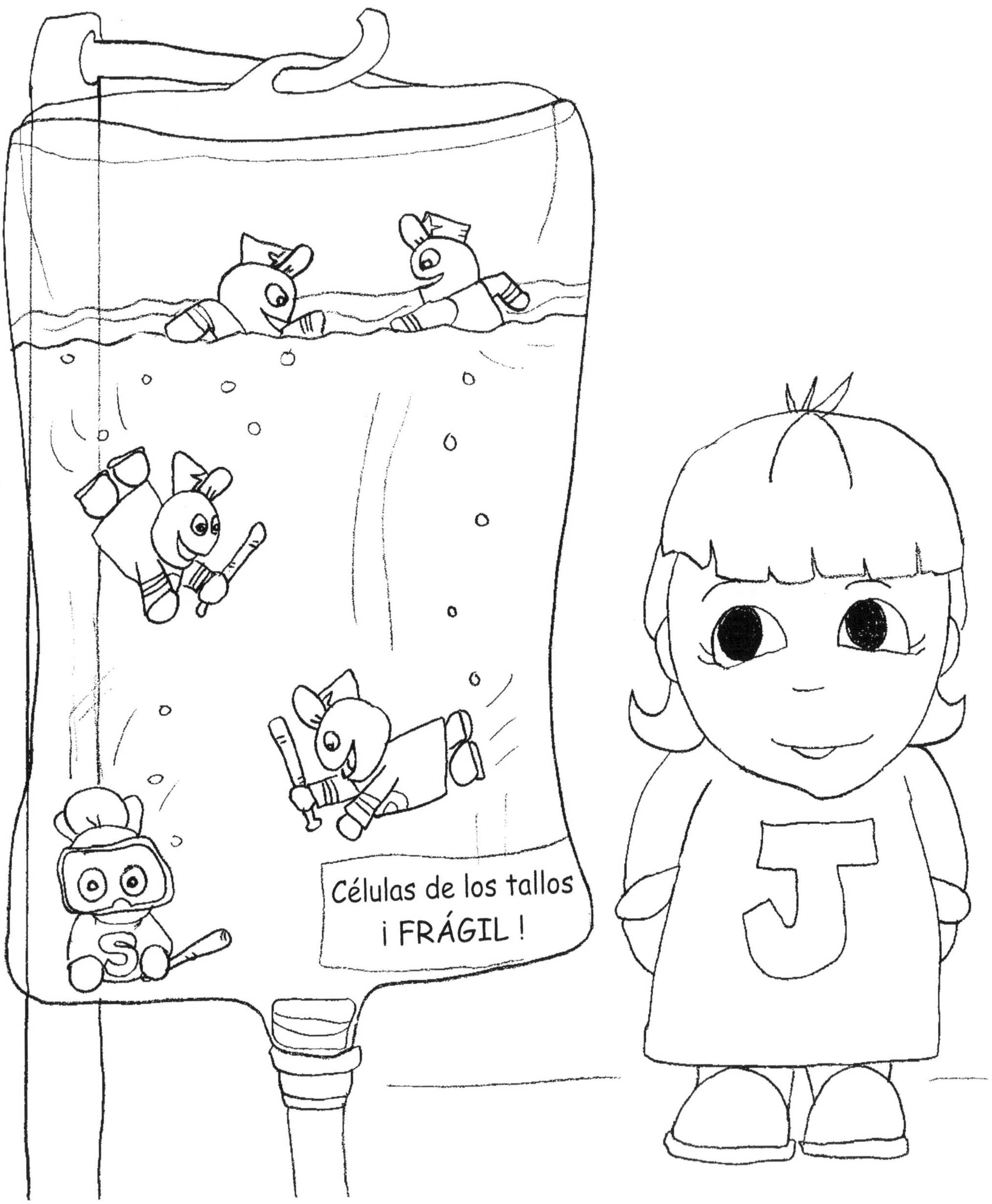

Los policías de las células de los tallos nadan alrededor en un bolsita que aparece como mi medicina de quimio. Durante y después de la terapía, necesito descansar y mi temperatura puede levantar. Este es porque los policías de las células de los tallos están trabajando mucho y corren mucho. ¡No les siento, pero me causan que voy a estar muy sudosa!

Las enfermeras me cuidan en una manera excelente. Talvez podría comer chocolate si preguntaría con modales buenas. Por un rato necesito tener cuidado a no obtener un infección. En un rato, mi cuerpo va a ser libre de enfermedades y voy a sentir mejor.

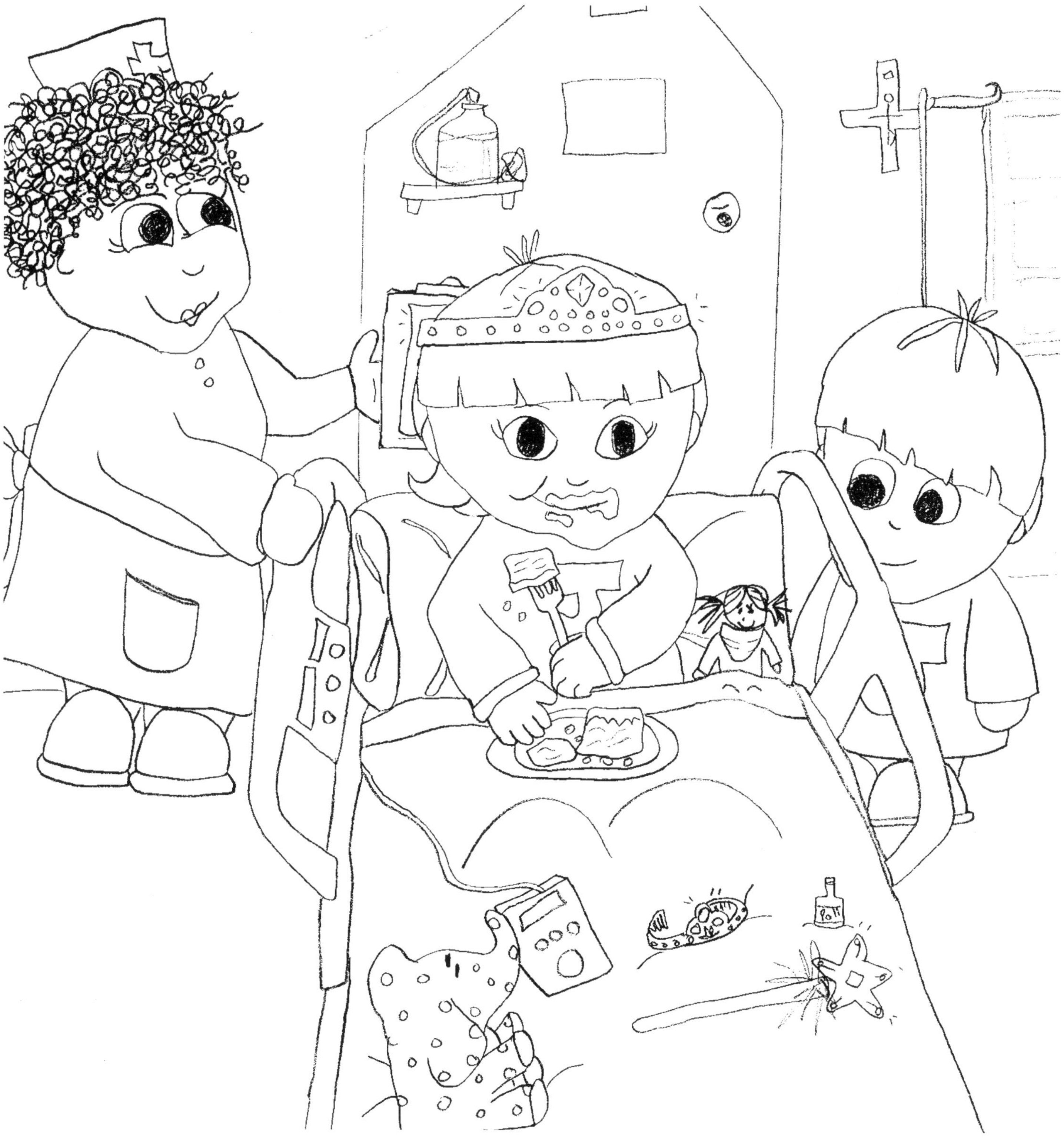

Después del tratamiento, estoy lista a ir a casa. El doctor piensa que hemos escogido todos de los camellos pícaros. Era trabajo muy difícil, pero me siento bastante más mejor. Ahoro solo hay camellos buenos en el granero de los huesos.

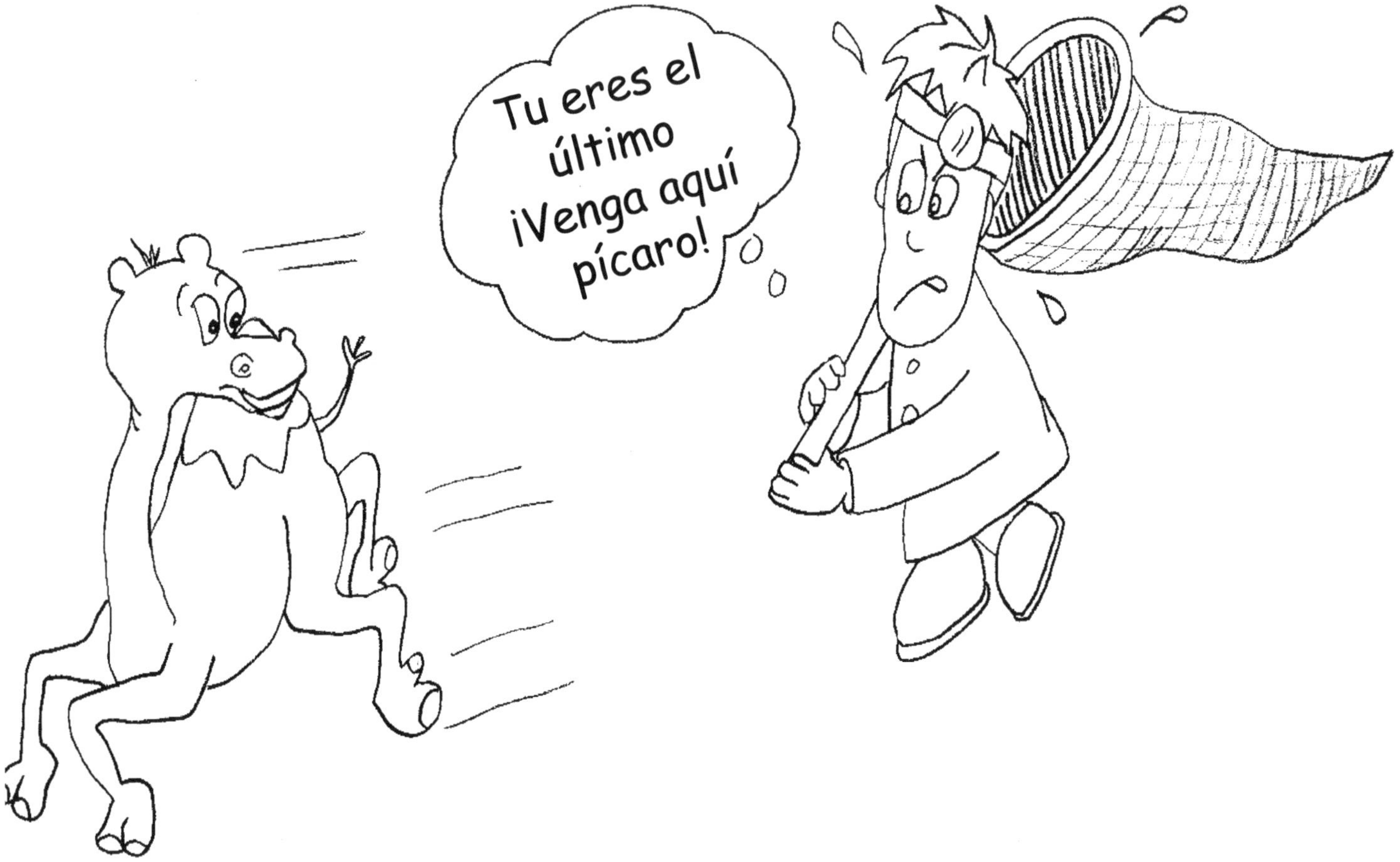

Podría salir del hospital y ir a casa y regresar a mi escuela y correr y saltar y jugar. Podría nadar otra vez, y ir afuera y jugar con mis amigos, y descansar en la alfombra y dibujar picturas.

Estoy feliz que mi visita al hospital va a ser terminada pero talvez puedo revolver y visitarlos alguna vez. Tengo muchos amigos nuevos y voy a invitarlos a mi fiesta de cumpleaños próxima. Ye sé que van a atender. Y puedo mostrar los peces en nuestro laguna pequeño.

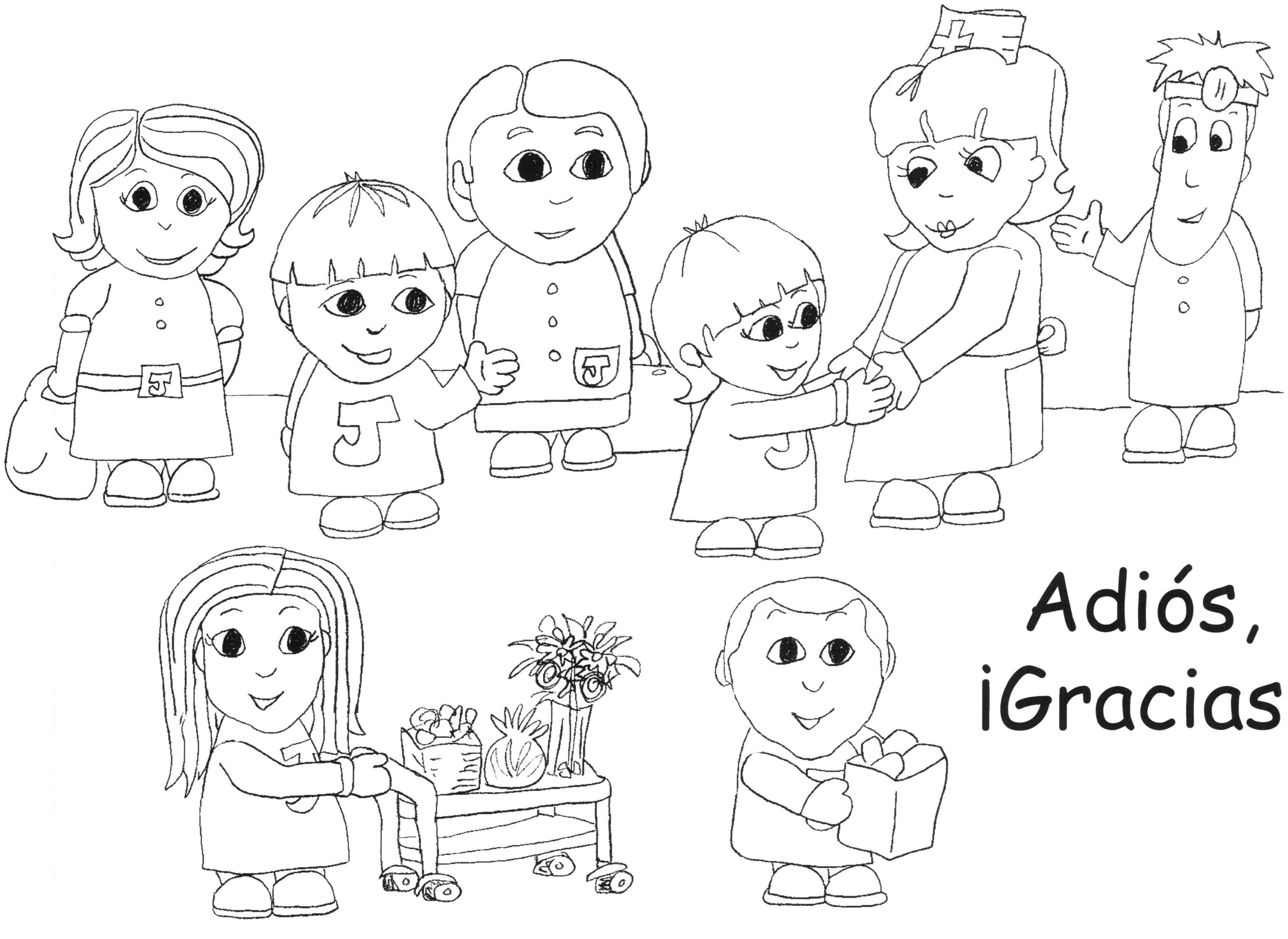

Adiós,
¡Gracias!

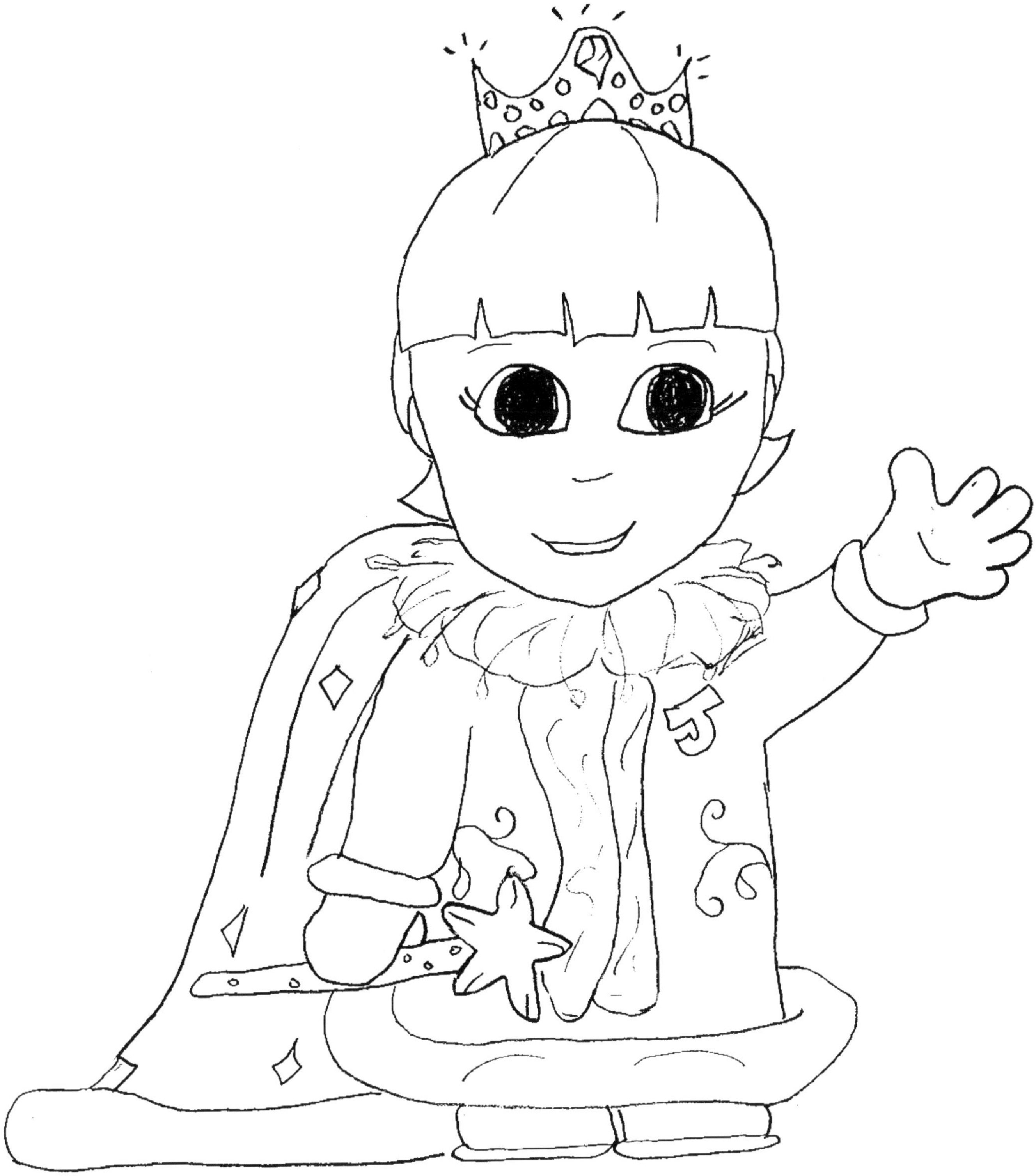

Pero, ¿Sabes este? La primera cosa que voy a dibujar cuando regreso a casa es una picture de mi familia.

Pienso que tenía bastante más de los camellos por un rato.

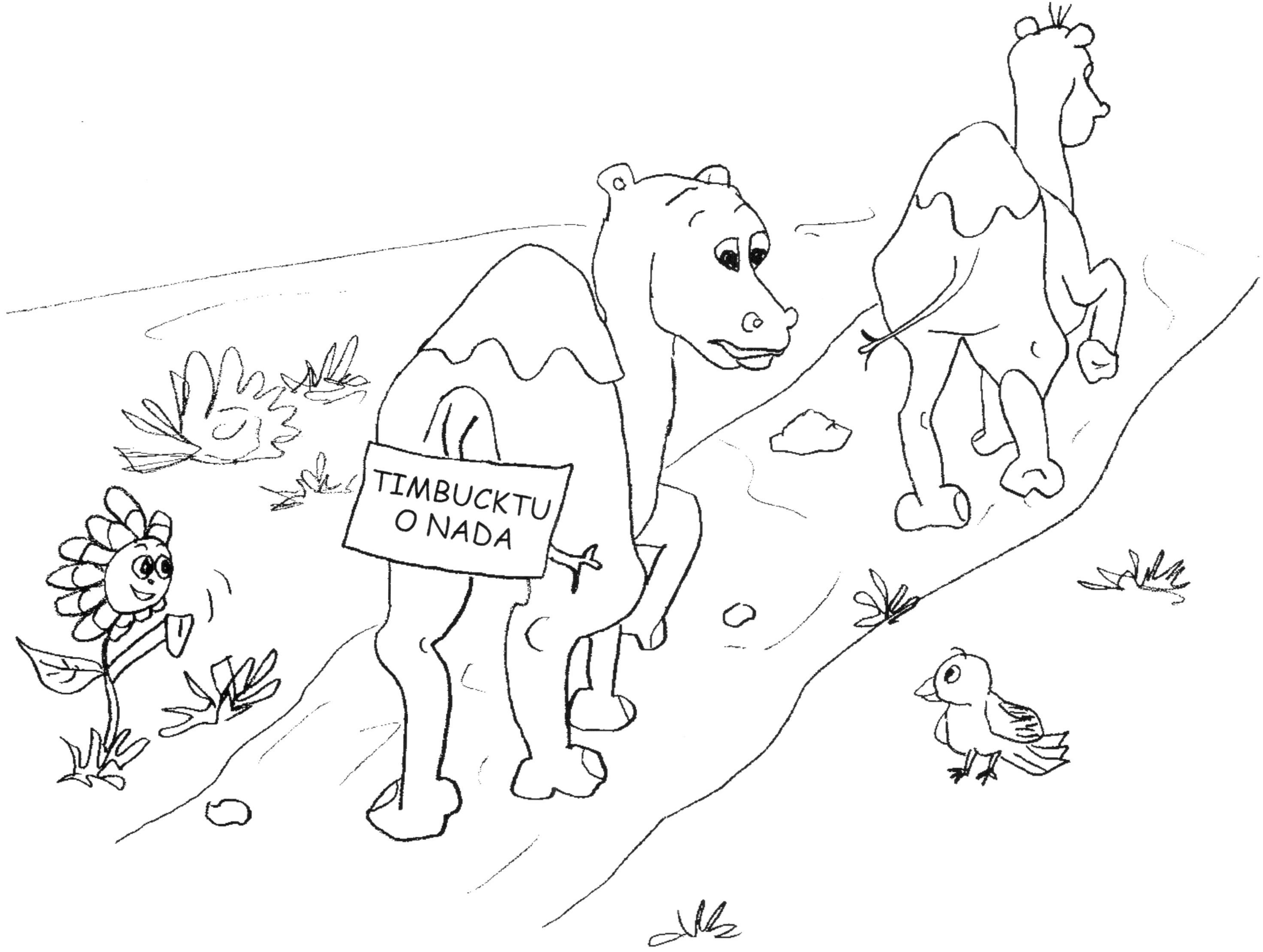
TIMBUCKTU
O NADA

Mis Amigos Especiales Pueden Firmar Aquí

(¡No permiten los camellos!)

Made in the USA
Las Vegas, NV
22 March 2026

44055668R00033